T0129946

Elternratgeber Gift im Garten

Irene Ritter-Weilemann · Ludwig Sacha Weilemann

Elternratgeber Gift im Garten

Wie Sie Kinder vor giftigen Pflanzen schützen

Mit 157 Abbildungen

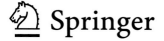

Irene Ritter-Weilemann
Bodenheim, Deutschland

Ludwig Sacha Weilemann
Bodenheim, Deutschland

ISBN 978-3-662-50336-2   ISBN 978-3-662-50337-9   (eBook)
DOI 10.1007/978-3-662-50337-9

Die Deutsche Nationalbibliothek verzeichnet diese Publikation in der Deutschen
Nationalbibliografie; detaillierte bibliografische Daten sind im Internet über http://
dnb.d-nb.de abrufbar.

Umschlaggestaltung: deblik Berlin
Fotonachweis Umschlag: © mashabuba/istockphoto.com

Gedruckt auf säurefreiem und chlorfrei gebleichtem Papier

Springer ist Teil von Springer Nature
Die eingetragene Gesellschaft ist Springer-Verlag GmbH Germany
Die Anschrift der Gesellschaft ist: Heidelberger Platz 3, 14197 Berlin, Germany

Vorwort

Auch bei noch so großer Aufmerksamkeit wird es Kindern dank ihres Unternehmungsgeistes und ihrer Neugier gelingen, an Gefährliches oder Verbotenes zu gelangen. Dies gilt für Haushaltsmittel und Medikamente genauso wie für Pflanzen.

Nahezu die Hälfte der Beratungen zu Vergiftungen betreffen Kinder und Jugendliche und hiervon entfällt etwa ein Drittel auf Vergiftungen mit Pflanzen.

Das Mainzer Giftinformationszentrum hat über Jahrzehnte strukturiert und detailliert alle Anfragen zu tatsächlichen oder möglichen Vergiftungen mit Pflanzen erfasst und verfügt somit über einen Erfahrungsschatz von annähernd 80.000 Beratungen zu Pflanzenfällen.

Basierend auf diesen Erkenntnissen und der sorgfältigen Recherche der Literatur zu Inhaltsstoffen und

Mitteilungen zu Pflanzenvergiftungen sind die Ausführungen und Empfehlungen des vorliegenden Ratgebers entstanden.

Hinzu kommt der nationale und internationale Erfahrungs- und Wissensaustausch, der das kritische Bewusstsein schärft.

So wünschen wir uns, dass wir die Erwartungen unserer Leser erfüllen und sind dankbar für informative, aber auch kritische Reaktionen.

Bodenheim, Deutschland   Irene Ritter-Weilemann
Im Sommer 2016   Ludwig Sacha Weilemann

Inhaltsverzeichnis

Autorenporträt

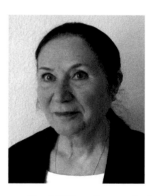

Irene Ritter-Weilemann

- Ausbildung zur Apothekerassistentin und Apothekentätigkeit
- Studium der Geografie, Botanik und Zoologie mit Diplomabschluss
- Arbeitsschwerpunkt und Auftragsarbeiten im Bereich Erfassung von Wald- und Baumschäden
- Ab 1991 wissenschaftliche Mitarbeiterin im Giftinformationszentrum der Länder Rheinland-Pfalz und Hessen am Universitätsklinikum Mainz

- Verantwortlich für den Bereich Pharmakovigilanz und schwerpunktmäßig für die Erfassung und Auswertung von Pflanzenvergiftungen
- Maßgebliche Mitarbeit bei der Gestaltung und Strukturierung der Pflanzendatenbank des Giftinformationszentrums sowie Mitglied in den einschlägigen Gremien der deutschsprachigen Giftinformationszentren zur Kategorisierung von Pflanzen
- Wissenschaftliche Mitarbeit im Rahmen von Studien und Publikationen zu Vergiftungen mit Pflanzen und Betreuung von Doktoranden auf diesem Gebiet

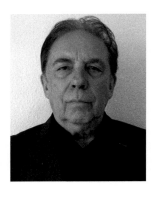

Ludwig Sacha Weilemann

- Studium der Humanmedizin und Promotion in Mainz
- Nach Wehrdienst und außeruniversitärer Assistententätigkeit ab 1977 wissenschaftlicher Mitarbeiter am Universitätsklinikum in Mainz
- Nach zweijähriger Forschungstätigkeit am Physiologisch-chemischen Institut der Universität Habilitation und 1985 Venia Legendi für das Fach Innere Medizin
- Leitende Funktion im Bereich Intensivmedizin, Notfallmedizin und Klinische Toxikologie an der II. Medizinischen Universitätsklinik
- 1992 Berufung zum Universitätsprofessor auf Lebenszeit für Innere Medizin und Klinische Toxikologie

- Bis zum Ausscheiden aus dem aktiven Dienst 2011 Leiter der internistischen Intensivtherapie, Klinischen Toxikologie und des Giftinformationszentrums der Länder Rheinland-Pfalz und Hessen an der Universitätsmedizin Mainz
- Gründungs- und Ehrenmitglied der Gesellschaft für Klinische Toxikologie
- Arzt für Innere Medizin, Intensivmedizin, Notfallmedizin und Klinischer Toxikologe

1

Eine schnelle Orientierungshilfe

1.1 Wie Sie dieses Buch nutzen können

Vergiftungen mit Pflanzen sind bei Kindern von großer Bedeutung. Die Abschätzung der Gefahr im akuten Fall soll helfen, schnell und zielorientiert reagieren zu können. Der vorliegende Leitfaden bietet durch die „Früchteampel" (Kap. 3) Hilfe im akuten Vergiftungsfall. Weitere Informationen zu Möglichkeiten der Unterscheidung bestimmter Pflanzen (Kap. 4), häufig auftretenden Problemen bei speziellen Pflanzen (Kap. 5) und kindgerechter Bepflanzung (Kap. 6) sind in eigenen Kapiteln dargestellt. Beispiele und Listen zur Einordnung von ungefährlichen und gefährlichen Pflanzen helfen Ihnen, Vergiftungen zu vermeiden.

© Springer-Verlag Berlin Heidelberg 2017
I. Ritter-Weilemann und L.S. Weilemann, *Elternratgeber Gift im Garten,* DOI 10.1007/978-3-662-50337-9_1

> Hat Ihr Kind Teile einer Pflanze gegessen, beruhigen Sie es zunächst und schauen: Wie geht es dem Kind?

Für eine erste Einschätzung der Gefahr, die von der Pflanze ausgehen kann, finden Sie in Kap. 3 die „Früchteampel", weil Kinder von den Pflanzen hauptsächlich die Früchte essen. Die Früchteampel ist nach dem Prinzip grün = ungefährlich, gelb = mittel gefährlich bis rot = gefährlich aufgebaut. Dasselbe Prinzip ist auch in Kap. 6 der Gesamtliste zur Gefährdung durch Pflanzen zugrunde gelegt.

> Bei kleinen Kindern, größeren aufgenommenen Mengen, bei bereits bestehenden Beschwerden und allen Unklarheiten oder einfach, wenn Sie unsicher sind – auch hinsichtlich der Bewertung [gelb] oder [rot] –, sollten Sie immer Kontakt zu einer Giftinformationszentrale aufnehmen! Giftinformationszentren sind auf dem aktuellen Wissensstand (Anhang).
> Es besteht die Gefahr, dass ältere Beurteilungen der Giftigkeit und vor allem ältere Therapieempfehlungen, wie sie häufig in der Literatur noch zu finden sind, zu Fehlbewertungen und -handlungen führen.

Für die individuelle gezielte Auskunft benötigt der Berater der Giftinformationszentrale möglichst genaue Angaben zu folgenden Punkten der **Fünffingerregel**:

1. Welche Pflanze, welcher Pflanzenteil wurde gegessen?
2. Wie viel davon?
3. Wie alt ist das Kind?
4. Wie lange ist das her?
5. Welche Beschwerden sind bereits aufgetreten?

1.2 Was kann bei Pflanzenvergiftungen passieren?

Die nachfolgende Übersicht vermittelt Ihnen einen Überblick über die möglichen Beschwerden und die Häufigkeit, mit der sie auftreten können, sowie die Pflanzen, die sie verursachen.

> Denken Sie immer daran, dass auch für mögliche Vergiftungen durch Pflanzen der Grundsatz gilt: Die Dosis macht das Gift. Unabhängig davon sind lebensbedrohliche Vergiftungen glücklicherweise selten und die meisten Symptome weniger schwerwiegend.

1.2.1 Aufnahme über den Mund

Häufig:

- Mundschleimhaut- und Speiseröhrenreizungen mit Schwellungen, z. B. verursacht durch Seidelbast (Abb. 1.1), Aronstab (Abb. 1.2), Heckenkirsche (Abb. 1.3)
- Magen-Darm-Beschwerden mit Erbrechen und Durchfall, z. B. verursacht durch Schneeball (Abb. 1.4), Zaunrübe (Abb. 1.5), Zwergmispel (Abb. 1.6), Hartriegel (Abb. 1.7), Holunder (roh) (Abb. 1.8), Vogelbeere (roh) (Abb. 1.9)

Weniger häufig:

- Auswirkungen auf das Nervensystem, z. B. verursacht durch Stechapfel (Abb. 1.10), Tollkirsche (Abb. 1.11), Eibe (Abb. 1.12), Goldregen (Abb. 1.13)
- Auswirkungen auf das Herz-Kreislauf-System, z. B. verursacht durch Fingerhut (Abb. 1.14), Eibe (Abb. 1.12), Goldregen (Abb. 1.13), Maiglöckchen (Abb. 1.15)
- Auswirkungen auf das Atemsystem, z. B. verursacht durch Schlafmohn (Abb. 1.16)

Selten:

- Organversagen, z. B. verursacht durch Herbstzeitlose (Abb. 1.17), Eisenhut (Abb. 1.18), Rizinus (Abb. 1.19)

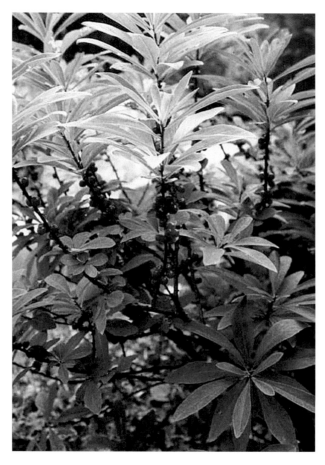

Abb. 1.1 Seidelbast

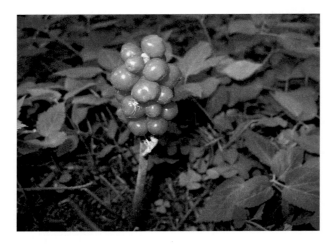

Abb. 1.2 Aronstab

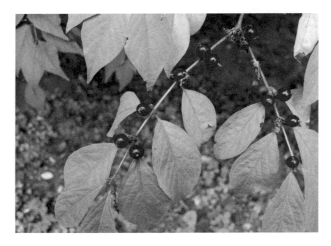

Abb. 1.3 Heckenkirsche

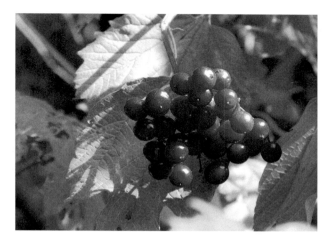

Abb. 1.4 Schneeball

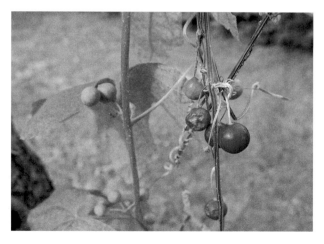

Abb. 1.5 Zaunrübe

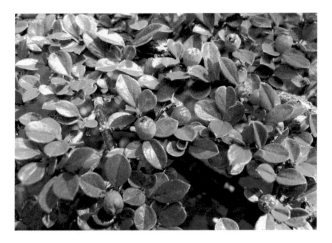

Abb. 1.6 Zwergmispel

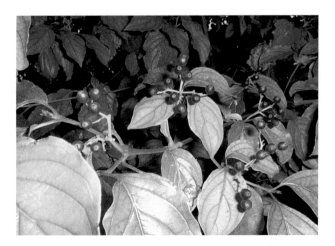

Abb. 1.7 Hartriegel

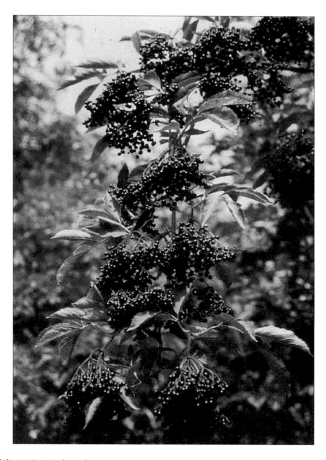

Abb. 1.8   Holunder

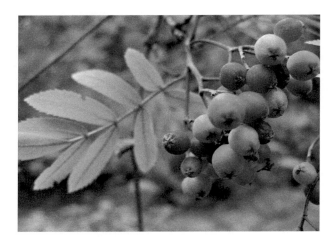

Abb. 1.9 Vogelbeere

a   b

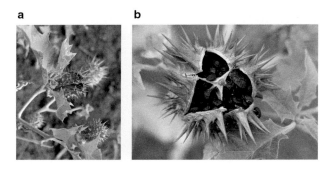

Abb. 1.10 Stechapfel

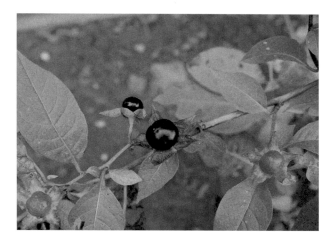

Abb. 1.11 Tollkirsche

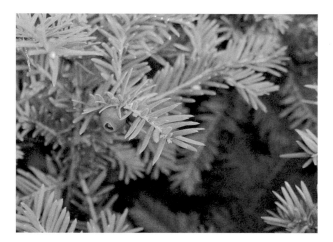

Abb. 1.12 Eibe

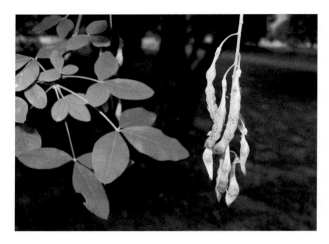

Abb. 1.13 Goldregen

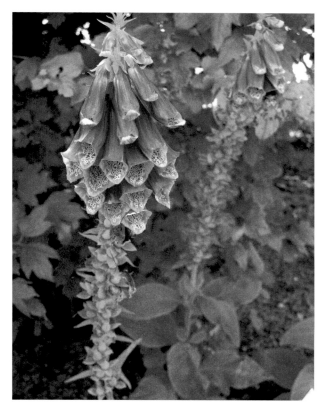

Abb. 1.14 Fingerhut

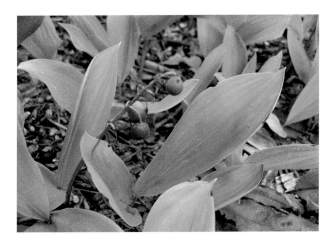

Abb. 1.15 Maiglöckchen

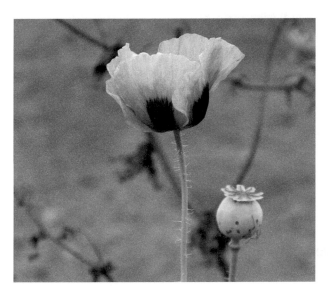

Abb. 1.16 Schlafmohn

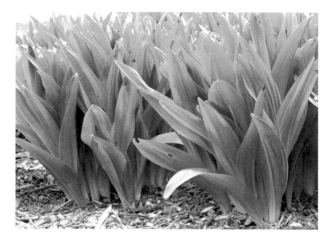

Abb. 1.17 Herbstzeitlose

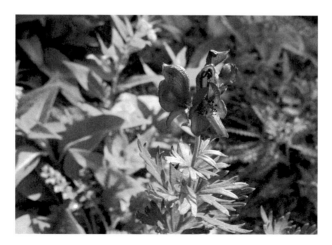

Abb. 1.18 Eisenhut

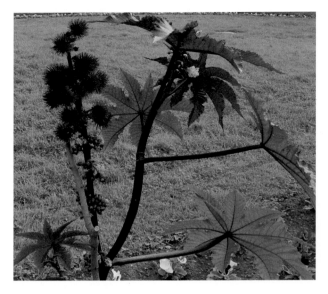

Abb. 1.19 Rizinus

1.2.2 Äußerliche Einwirkung

Häufig:

- Haut-Schleimhaut- und Augenreizungen unterschiedlichster Schwere bis zur Blasenbildung, z. B. verursacht durch Wolfsmilchgewächse (Abb. 1.20), Hahnenfußgewächse (Abb. 1.21), Maulbeergewächse (Abb. 1.22), Kürbisgewächse (Abb. 1.23)

Weniger häufig:

- Allergische Reaktionen unterschiedlicher Ausprägung, z. B. verursacht durch Hyazinthe (Abb. 1.24), Primel (Abb. 1.25), Tulpe (Abb. 1.26), Krokus (Abb. 1.27)

Selten:

- Schwere Hautschädigung durch phototoxische Pflanzen, z. B. verursacht durch Herkulesstaude (Abb. 1.28), Weinraute (Abb. 1.29). Dabei besteht eine erhöhte Gefahr durch Sonnenlichteinwirkung.

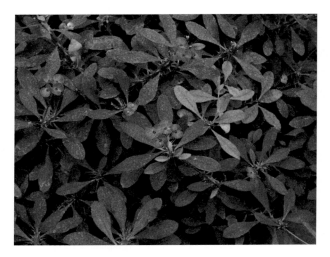

Abb. 1.20   Wolfsmilchgewächs Christusdorn

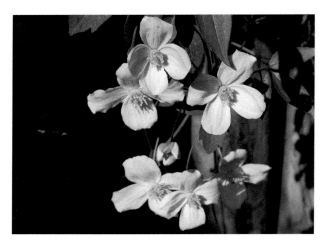

Abb. 1.21   Hahnenfußgewächs Clematis

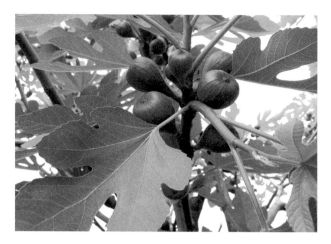

Abb. 1.22 Maulbeergewächs Ficus

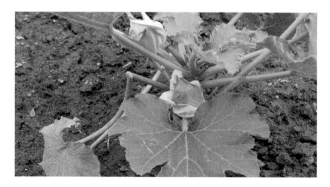

Abb. 1.23 Gartenkürbis

Abb. 1.24 Hyazinthe

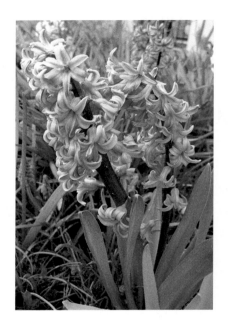

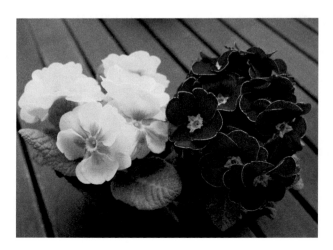

Abb. 1.25 Primel

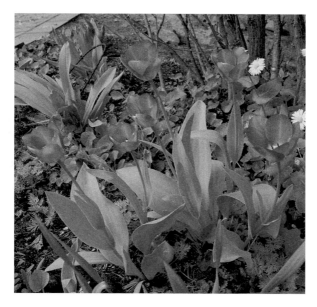

Abb. 1.26 Tulpe

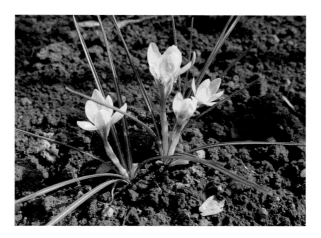

Abb. 1.27 Krokus

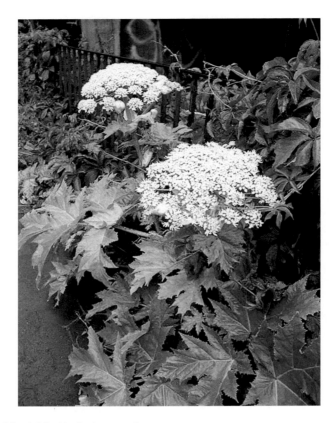

Abb. 1.28 Herkulesstaude

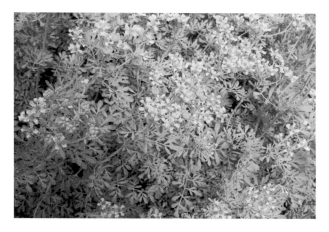

Abb. 1.29   Weinraute/Ruta graveolens

2

Erstmaßnahmen bei Vergiftungen mit Pflanzen

2.1 Was können Eltern bei der Aufnahme von Pflanzen über den Mund tun?

2.1.1 Erstmaßnahme mit Flüssigkeit

Geben Sie dem Kind viel zu trinken, in erster Linie Tee oder Wasser, keine kohlensäurehaltigen Getränke. Das Trinken bewirkt, dass eventuell reizende oder ätzende Stoffe von der Mundschleimhaut und tieferliegendem Gewebe (z. B. Speiseröhre) abgespült werden.

Sie sollten das Trinken jedoch nicht erzwingen. Lassen Sie das Kind langsam schluckweise trinken, sonst besteht die Gefahr, dass es sich verschluckt.

© Springer-Verlag Berlin Heidelberg 2017
I. Ritter-Weilemann und L.S. Weilemann, *Elternratgeber Gift im Garten,* DOI 10.1007/978-3-662-50337-9_2

2.1.2 Erstmaßnahme mit Flüssigkeit und Kohle

Aktivkohle zusätzlich zur Flüssigkeit sollten Sie dem Kind nur nach Absprache mit einer Giftinformationszentrale (Anhang) geben! Medizinische Kohle kann gefährliche Substanzen binden. Die Gabe ist in Einzelfällen, das heißt wenn große Mengen oder gefährliche Pflanzen, gegessen wurden, notwendig.

Für die Gabe von Kohle gilt folgende Dosierung: 0,5–1 g pro kg Körpergewicht.

Rezeptfrei in der Apotheke erhältliche Kohletabletten enthalten in der Regel 250 mg Aktivkohle.

Beispiel

Ein Kind mit einem Körpergewicht von 20 kg müsste idealerweise 40–80 Kohletabletten einnehmen.

Häufig ist es jedoch nicht möglich, dem Kind eine derart große Menge Aktivkohle zu verabreichen. Deshalb lautet die **praktische Empfehlung:** Portionsweise Kohletabletten zerdrücken, mit Wasser aufschwemmen und dem Kind löffelweise verabreichen. Als Alternative können Sie dem Kind das Fertigprodukt Ultracarbon® schluckweise verabreichen. Auch hierbei sollten Sie die Einnahme nie erzwingen! Die Kohle wird mit dem nächsten Stuhlgang ausgeschieden.

Merke: Kein Erbrechen auslösen. Keine Milch zu trinken geben.

Im Zweifelsfall immer eine Giftinformationszentrale anrufen (Anhang: Liste der Giftinformationszentralen).

Die Berater helfen Ihnen weiter und empfehlen Ihnen gegebenenfalls die Weiterbetreuung durch einen Arzt.

Wie der Arzt behandelt

- Er führt eine Kontrolle nach Elternerstbehandlung, z. B. Flüssigkeitstherapie einschließlich der Gabe von Aktivkohle, durch.
- Er behandelt die Symptome.
- Erbrechen lassen ist nur selten erforderlich, dann jedoch nur unter ärztlicher Kontrolle.
- Eine Magenspülung ist so gut wie nie erforderlich.
- Sofern angezeigt und möglich, stehen spezielle Gegenmittel (Antidota) zur Verfügung.

2.2   Was können Eltern bei äußerlichem Kontakt mit der Pflanze tun?

- Spülen Sie die Kontaktstelle mit viel Wasser ab.
- Kühlen Sie Schwellungen zusätzlich.
- Suchen Sie bei Symptomen im Mund- und Speiseröhrenbereich sofort mit dem Kind den Arzt auf.
- Bei Augenkontakt sofort ausspülen und anschließend den Arzt aufsuchen.

- Behandeln Sie das Kind wie bei Verbrennungen und decken Sie nach Kontakt mit phototoxischen Pflanzen die Kontaktstelle zusätzlich unbedingt ab und schützen Sie sie vor Sonnenlichteinwirkung.

3

Die Früchteampel: Gefährlichkeit schnell bewerten

Hinweise zum Gebrauch der Ampel:

Die Früchteampel bezieht sich wie der Name besagt nur auf die **Früchte** der Pflanzen und die durch sie verursachten häufigsten Symptome. Andere Pflanzenteile wie Blätter, Blüten, Wurzeln oder Stängel gehen nicht in die Bewertung ein.

Anhand der Früchteampel können Sie sich einen raschen Überblick hinsichtlich der eventuellen Gefährdung durch die am häufigsten in der Beratung nachgefragten Pflanzen verschaffen. Sie liefert Ihnen erste Informationen, ob bei versehentlicher Einnahme nur leichte oder auch schwerwiegendere Symptome zu erwarten sind.

Die Früchteampel beruht auf den Auswertungen unserer umfangreichen Datenbank und Beratungspraxis. Spezielle

© Springer-Verlag Berlin Heidelberg 2017

I. Ritter-Weilemann und L.S. Weilemann, *Elternratgeber Gift im Garten*, DOI 10.1007/978-3-662-50337-9_3

Gefährdungen sind eigens vermerkt; ebenso wird auf von der Auswertung eventuell abweichende Angaben in der Literatur hingewiesen.

Die Ampel ist nach folgendem Prinzip aufgebaut:

Rot = erhebliche Gefährdung

Gelb = mäßig bis mittlere Gefährdung

Grün = keine bis geringe Gefährdung

Bei Grenzfällen zeigt die Ampel gelb -grün – bzw. gelb -rot.

Die Ampel dient einer raschen ersten Einschätzung, sie ist aber im Einzelfall kein Ersatz für eine gezielte Beratung. Wenn – insbesondere bei größeren eingenommenen Mengen – Beschwerden auftreten oder wenn diese länger andauern oder aber wenn spezielle Gefährdungsursachen oder Besonderheiten zu beachten sind, sollten Sie eine Giftinformationszentrale kontaktieren oder den Arzt aufsuchen.

3.1 Rote Früchte

Arum/Aronstab

Rote Beeren dichtgedrängt am Kolben

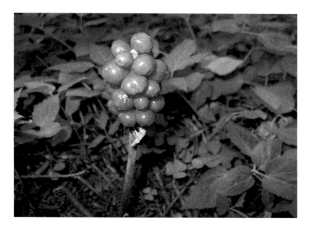 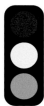

Gefährdung: gering – mittel

Häufigste Symptome:

- Haut-Schleimhaut-Reizungen
- seltener: Magen-Darm-Beschwerden

Berberis vulgaris/Berberitze

Rote, eiförmige Früchte

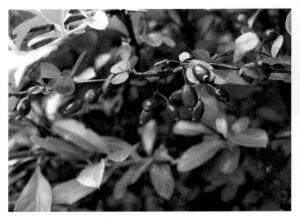

Gefährdung: keine – gering

Häufigste Symptome:

- Magen-Darm-Beschwerden

Bryonia dioica/Zaunrübe

Rote, kugelige Früchte

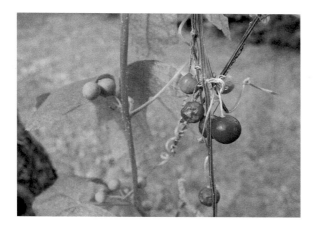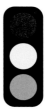

Gefährdung: keine – gering bei kleinen Mengen

Häufigste Symptome:

- Magen-Darm-Beschwerden

Convallaria majalis/Maiglöckchen

Rot-orange, erbsengroße Beeren in hängenden Trauben

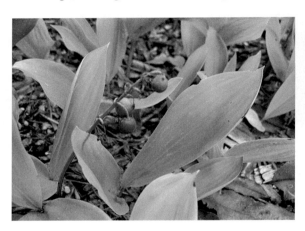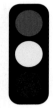

Gefährdung: keine – gering bei kleinen Mengen
Lebensgefahr bei Missbrauch

Häufigste Symptome:

- Magen-Darm-Beschwerden
- selten: Fieber, Herz-Kreislauf-Symptome

Cornus mas/Kornelkirsche

Rote, kirschgroße Steinfrüchte

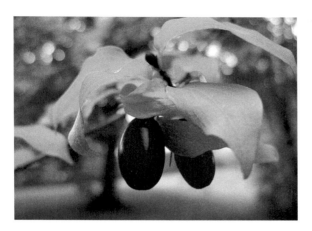 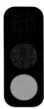

Gefährdung: keine – gering

Häufigste Symptome:

- leichte Magen-Darm-Beschwerden

Cotoneaster/Zwergmispel

Rote (oder blauschwarze), erbsengroße Früchte

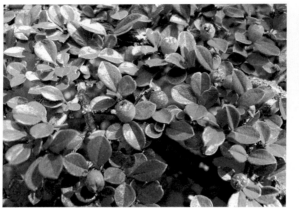

Gefährdung: keine – gering bei kleinen Mengen

Häufigste Symptome:

- Magen-Darm-Beschwerden
- selten: Fieber

Daphne mezereum/Seidelbast

Rote, beerenartige Steinfrüchte dichtgedrängt um den Zweig

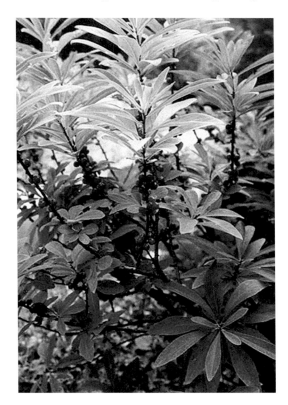
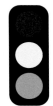

Gefährdung: gering – mäßig

Häufigste Symptome:

- Magen-Darm-Beschwerden
- Haut-Schleimhaut-Reizungen
- Fieber

Euonymus/Pfaffenhütchen

Rote (oder rot-weiße) vierkantige Kapseln mit Samen im orangen Samenmantel

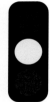

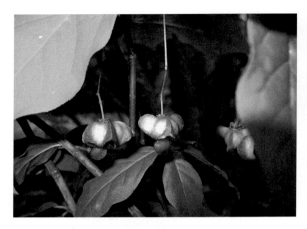

Gefährdung: keine – mäßig
Höhere Gefahr lt. Literatur

Häufigste Symptome:

- Magen-Darm-Beschwerden
- selten: Herz-Kreislauf-Symptome

Ilex aquifolium/Stechpalme

Rote, erbsengroße Steinfrüchte

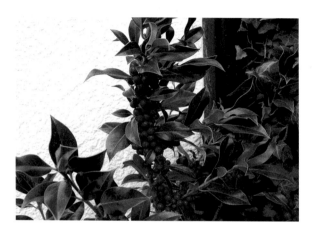 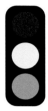

Gefährdung: keine – mäßig

Häufigste Symptome:

- Magen-Darm-Beschwerden
- selten: Fieber, Haut-Schleimhaut-Reizungen, Herz-Kreislauf-Symptome

Lonicera/Heckenkirsche

Rote (oder schwarze), erbsengroße, teils paarig verwachsene Beeren

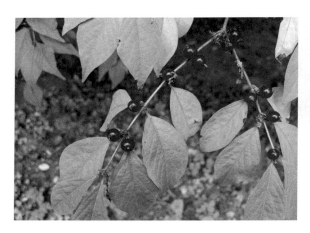
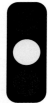

Gefährdung: keine – mäßig
Höhere Gefahr lt. Literatur

Häufigste Symptome:

- Magen-Darm-Beschwerden
- selten: Fieber, Haut-Schleimhaut-Reizungen, Müdigkeit

Pyracantha coccinea/Feuerdorn

Rot-orange, erbsengroße Früchte in Doldentrauben

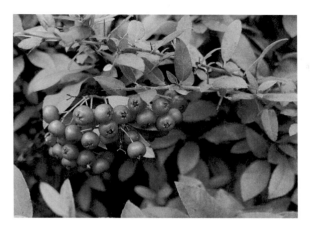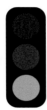

Gefährdung: keine – gering

Häufigste Symptome:

- leichte Magen-Darm-Beschwerden
- selten: Fieber, Haut-Schleimhaut-Reizungen

Sambucus racemosa/Traubenholunder

Rote, kugelige Beeren in Rispen

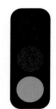

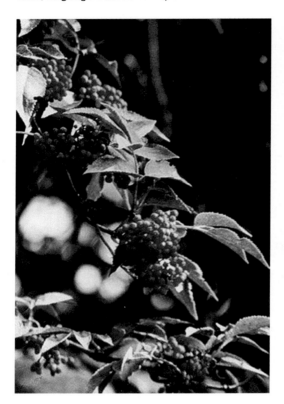

Gefährdung (durch rohe Früchte): keine – gering

Häufigste Symptome:

- Magen-Darm-Beschwerden
- selten: Fieber

Solanum dulcamara/Nachtschatten, bittersüßer

Rote (unreif: grüne) gestielte spitz-eiförmige Beeren in rispenartigen Wickeln

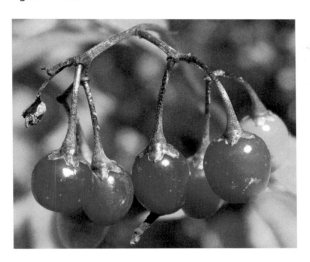
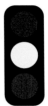

Gefährdung: gering – mittel
Gefährdung durch unreife Früchte höher

Häufigste Symptome:

- Magen-Darm-Beschwerden
- Fieber
- Müdigkeit

Sorbus aucuparia/Vogelbeere/Eberesche

Rote, gelbe, orange, erbsengroße Früchte in Doldenrispen

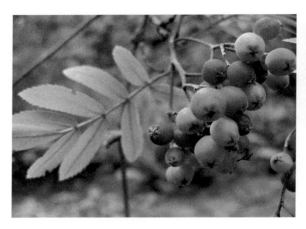
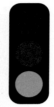

Gefährdung (durch rohe Früchte): keine – gering

Häufigste Symptome:

- Magen-Darm-Beschwerden
- selten: Fieber

Taxus baccata/Eibe

Scheinbeere mit schwarzbraunen Samen im roten Samenmantel

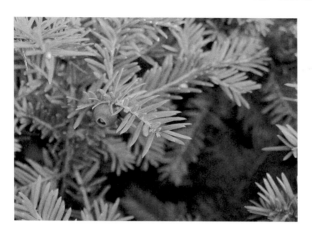

Gefährdung (Samenmantel ungefährlich): keine – gering bei kleinen Mengen
Gefährdung höher durch zerbissene Samen
Lebensgefahr bei Missbrauch

Häufigste Symptome:

- Herz-Kreislauf-Symptome
- Magen-Darm-Beschwerden
- selten: Fieber, neurologische Symptome

Viburnum opulus/Gemeiner Schneeball

Rote, kugelig-eiförmige Beeren in Trugdolden

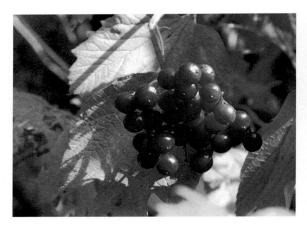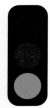

Gefährdung: keine – gering

Häufigste Symptome:

- Magen-Darm-Beschwerden

3.2   Schwarze, blaue, weiße Früchte

Atropa belladonna/Tollkirsche

Schwarze Beeren (ohne Stein) im Blattkelch sitzend

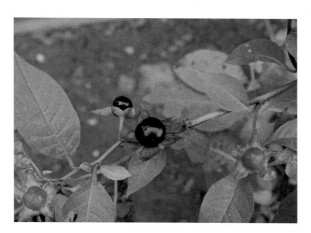
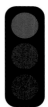

Gefährdung: erheblich
Lebensgefahr bei Missbrauch

Häufigste Symptome:

- Neurologische Symptome (trockene Haut-Schleimhaut, weite Pupillen)
- Herz-Kreislauf-Symptome
- Magen-Darm-Beschwerden

Cornus sanguinea/Hartriegel

Schwarze Früchte in Doldenrispen

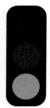

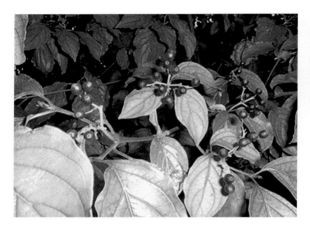

Gefährdung: keine – gering

Häufigste Symptome:

- Magen-Darm-Beschwerden

Cotoneaster/Zwergmispel

Blauschwarze (oder rote), erbsengroße Früchte

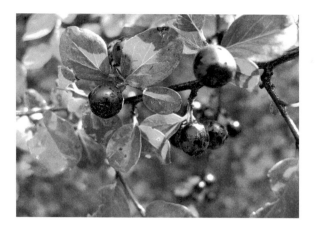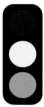

Gefährdung: keine – gering bei kleinen Mengen

Häufigste Symptome:

- Magen-Darm-Beschwerden
- selten: Fieber

Hedera helix/Efeu

Blauschwarze, erbsengroße Beeren in Dolden

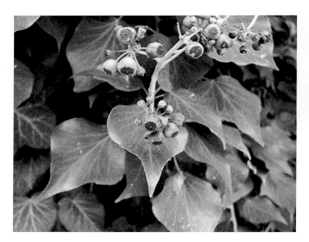
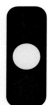

Gefährdung: keine – gering bei kleinen Mengen
Höhere Gefahr lt. Literatur

Häufigste Symptome:

- Magen-Darm-Beschwerden
- neurologische Symptome (Kopfschmerzen, Schwindel)
- selten: Haut-Schleimhaut-Reizungen, Fieber

Ligustrum vulgare/Liguster

Schwarze erbsengroße Beeren in Rispen

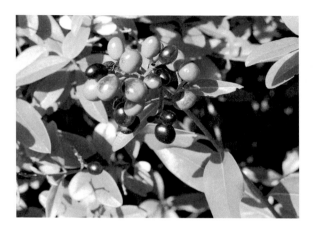 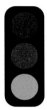

Gefährdung: keine – gering

Häufigste Symptome:

- Magen-Darm-Beschwerden
- selten: Fieber

Lonicera/Heckenkirsche

Schwarze (oder rote), erbsengroße, teils paarig verwachsene Beeren

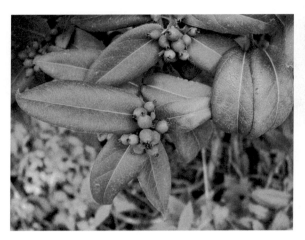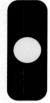

Gefährdung: gering – mäßig

Höhere Gefahr lt. Literatur
Häufigste Symptome:

- Magen-Darm-Beschwerden
- selten: Fieber, Haut-Schleimhaut-Reizungen, Müdigkeit

Mahonia aquifolium/Mahonie

Blaubereifte, kugelige Beeren mit blauem Saft in Trauben

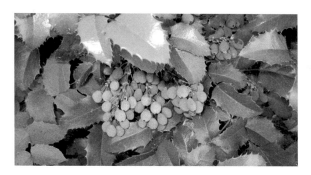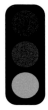

Gefährdung: keine – gering

Häufigste Symptome:

- Magen-Darm-Beschwerden

Phytolacca americana/Kermesbeere

Brombeerartige, dunkelrot-schwarze Früchte dichtgedrängt in Trauben

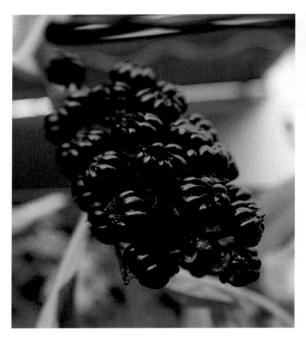
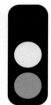

Gefährdung: keine – mäßig

Häufigste Symptome:

- Magen-Darm-Beschwerden
- Fieber
- Müdigkeit

Prunus laurocerasus/Lorbeerkirsche

Schwarze (unreif: rote), kirschgroße Steinfrüchte in Trauben

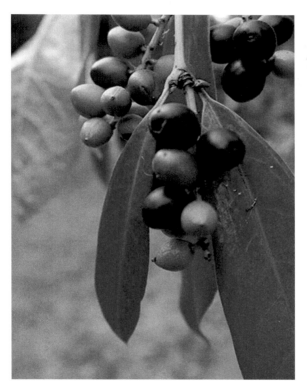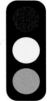

Gefährdung: keine – gering
Gefährdung höher durch zerbissene Samen

Häufigste Symptome:

* Magen-Darm-Beschwerden
* selten: Fieber, Haut-Schleimhaut-Reizungen

Sambucus nigra/Holunder, schwarz

Schwarze Beeren in Trugdolden

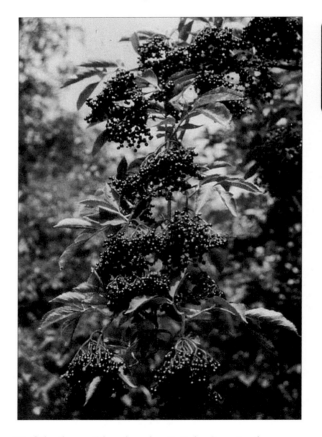

Gefährdung (durch rohe Früchte): mittel

Häufigste Symptome:

- heftige, teils andauernde Magen-Darm-Beschwerden

Solanum nigrum/Nachtschatten, schwarz

Schwarze (unreif: grüne) gestielte rundliche Beeren in doldenartigen Wickeln

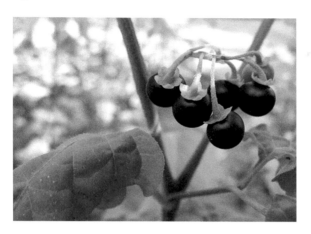
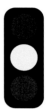

Gefährdung: gering – mittel
Gefährdung durch unreife Früchte höher

Häufigste Symptome:

- Magen-Darm-Beschwerden
- Fieber
- Müdigkeit

Viburnum carlesii/Korea-Schneeball

Schwarze (unreif rote) Beeren in Trugdolden

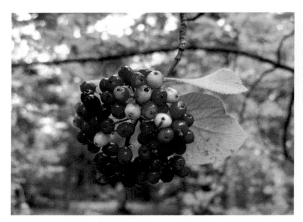

Gefährdung: keine – gering

Häufigste Symptome:

- Magen-Darm-Beschwerden

Symphoricarpos albus/Schneebeere

Weiße, kugelige Beeren in dichten endständigen Trauben

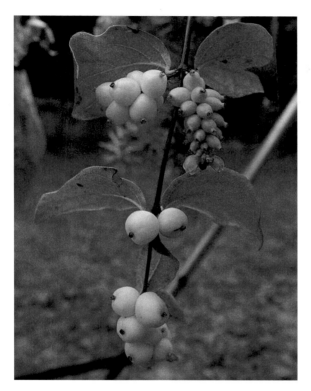
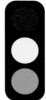

Gefährdung: keine – mäßig bei kleinen Mengen

Häufigste Symptome:

- Magen-Darm-Beschwerden
- seltener: Fieber

Viscum album/Mistel

Weiß-gelbliche, schleimige, erbsengroße Beeren in dichten Trugdolden

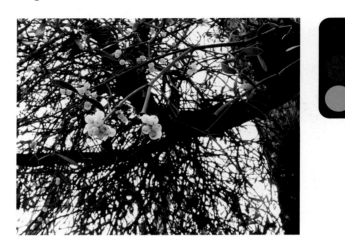

Gefährdung: keine – gering

Häufigste Symptome:

- Magen-Darm-Beschwerden
- vereinzelt: Fieber

3.3   Spezielle Fruchtformen

Datura/Stechapfel; Brugmansia/Engelstrompete

Grüne, walnussgroße, meist stachelige Kapselfrucht mit zahlreichen Samen

a   b

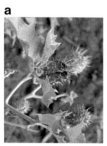 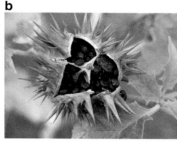 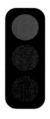

Gefährdung: erheblich
Lebensgefahr bei Missbrauch

Häufigste Symptome:

- neurologische Symptome (Desorientiertheit, Agitiertheit, trockene Haut/Schleimhaut, weite Pupillen, Sehstörungen)
- Herz-Kreislauf-Symptome (Pulsbeschleunigung)
- seltener: Magen-Darm-Beschwerden, Haut-Schleimhaut-Reizungen

Laburnum/Goldregen

Braune (unreif: grüne), flache Hülsen mit ca. 6–8 Samen in hängenden Trauben

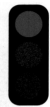

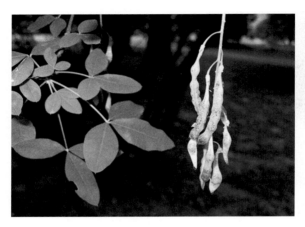

Gefährdung: erheblich
Lebensgefahr bei Missbrauch

Häufigste Symptome:

- Magen-Darm-Beschwerden mit Erbrechen
- Herz-Kreislauf-Symptome
- neurologische Symptome (Schwindel, weite Pupillen, Sehstörungen)

Physalis/Lampionblume (Zier-/Wildformen)

Orange-scharlachrote Beere mit zahlreichen hellgelben Samen im aufgeblähten Kelch

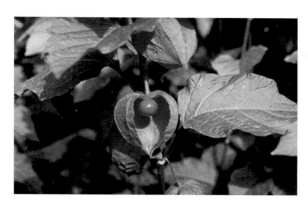
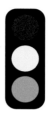

Gefährdung: keine – mäßig

Häufigste Symptome:

- Magen-Darm-Beschwerden
- seltener: Fieber, Müdigkeit, Schwindel, vermehrter Speichelfluss

Vicia/Lathyrus/Wicke/Platterbse

Verschiedene Hülsen mit zahlreichen Samen

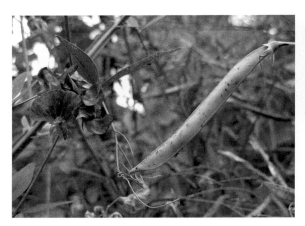 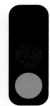

Gefährdung: keine – gering

Häufigste Symptome:

- Magen-Darm-Beschwerden
- selten: Fieber, Müdigkeit, Schwindel, Kopfschmerzen

Wisteria/Blauregen

Grau-grünliche, ledrige, behaarte Hülsen mit mehreren Samen

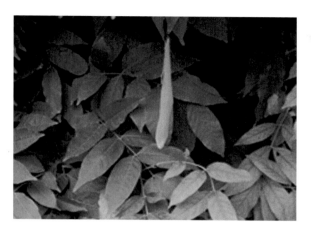 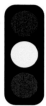

Gefährdung: gering – mittel
Höhere Gefahr lt. Literatur

Häufigste Symptome:

- Magen-Darm-Beschwerden
- Fieber
- Haut-Schleimhaut-Reizungen
- seltener: neurologische Symptome, Herz-Kreislauf-Symptome

4

Ähnlich auf den ersten Blick: Möglichkeiten der Unterscheidung

Gerade das ähnliche Aussehen bestimmter Pflanzen führt leicht zu Verwechslungen und dazu, eine Pflanze für harmlos zu halten, die möglicherweise gefährlich ist. Gleiches gilt umgekehrt. Um sowohl Überreaktionen als auch Unterlassungen zu vermeiden, ist die exakte Pflanzenbestimmung wichtig, die in Abschn. 4.1 erläutert wird.

Ein weiteres spezielles Problem ergibt sich, wenn bei der Zubereitung von Speisen Verwechslungen vorliegen, weil hierbei „in guter Absicht" meist größere Mengen nicht essbarer Pflanzen verwendet werden. Da in manchen Fällen besonders schwerwiegende Probleme auftreten können, werden diese ausführlich beschrieben (Abschn. 4.2).

Dasselbe Problem ergibt sich, wenn Kinder Früchte verwechseln und zum Beispiel Kermesbeeren für Brombeeren halten.

© Springer-Verlag Berlin Heidelberg 2017
I. Ritter-Weilemann und L.S. Weilemann, *Elternratgeber Gift im Garten,* DOI 10.1007/978-3-662-50337-9_4

Verschiedene Ursachen können also zu Verwechslungen bei Pflanzen führen:

- ähnliches Aussehen der Früchte
- ähnliches Aussehen der Blätter, Blüten
- ähnlich klingende deutsche Namen (teils regional abhängig)

4.1   Pflanzenbestimmung

Die Bestimmung von Pflanzen erfolgt anhand folgender Kriterien:

1. Art: Handelt es sich um einen Baum, Strauch, ein Kraut oder eine Zimmerpflanze?

2. Frucht
- Welche Farbe hat die Frucht im Reifezustand?
- Welche Form und Größe hat die Frucht?
- Wie viele Kerne hat die Frucht?
- Wie viele Früchte gibt es je Fruchtstand?
- Wie ist das Fruchtfleisch beschaffen?

3. Blatt
- Welche Form hat das Blatt?
- Welche Farbe hat das Blatt (Ober-/Unterseite)?
- Wie ist das Blatt beschaffen?
- In welcher Stellung befinden sich die Blätter?

4.1.1 Beispiel: Vogelbeere

Am Beispiel der Vogelbeere beschreiben wir Ihnen, wie nach den aufgeführten Kriterien vorgegangen wird und die Vogelbeere eindeutig identifiziert werden kann.

Identifikation: Vogelbeere (Sorbus aucuparia, Abb. 4.27, Abb. 4.28)
1. Art: Strauch oder Baum
2. Frucht
   – rot
   – kleine Apfelfrucht
   – mehrere Kerne (3)
   – mehrere Früchte in Doldenrispenform
   – mehliges Fruchtfleisch
3. Blatt
   – unpaarig gefiederte Blätter, insgesamt 10–20 cm lang
   – Einzelblättchen: spitz gezähnt, länglich-lanzettförmig
   – Oberseite: mittelgrün
   – Unterseite: heller grün
   – Oberseite: wenig behaart
   – Unterseite: stärker behaart

Die folgenden Pflanzen bzw. ihre Früchte ähneln denen der Vogelbeere, sodass sie verwechselt werden können, gleichzeitig bestehen aber auch Unterscheidungsmerkmale.

Vogelkirsche/Prunus avium: Die Früchte der Vogelkirsche sind ebenfalls rot, es handelt sich jedoch um echte Kirschen mit einem Kirschkern.

Tollkirsche/Atropa belladonna: Anders als bei der Vogelbeere sind die Früchte der Tollkirsche schwarze Beeren ohne Kirschkern, mit vielen schwarzen Samen, in grünem Blattkelch sitzend.

Feuerdorn/Pyracantha: Die Frucht des Feuerdorns ist eine kleine rote Apfelfrucht mit 5 Steinchen in Doldenrispen. Die Früchte ähneln denen der Vogelbeere zum Verwechseln, der Feuerdorn trägt jedoch kleine einzelne elliptische immergrüne Blätter und Dornen.

Zwergmispel/Cotoneaster-Watereri-Hybriden: Die Früchte der Zwergmispel sind rot mit einem oder mehreren Kernen. Die Pflanze trägt mehrere Früchte in Doldentrauben, die Blätter sind jedoch ungeteilt und elliptisch zugespitzt.

Holunder, rot/Sambucus racemosa: Holunderfrüchte sind ebenfalls rot mit mehreren Kernen; mehrere Früchte sind in Rispen angeordnet. Die Pflanze trägt unpaarig gefiederte Blätter, das Fruchtfleisch ist aber saftig, nicht mehlig wie das der Vogelbeere.

Stechpalme/Ilex aquifolium: Die Stechpalme trägt ebenfalls rote Früchte mit mehreren Kernen; mehrere Früchte stehen dicht beieinander. Die Stechpalme hat jedoch ungeteilte, meist stachelige, feste bis ledrige Blätter.

Ferner können die ähnlich klingenden deutschen Bezeichnungen zu Verwirrung führen (Abschn. 4.4):

- Vogelbeere: Sorbus aucuparia
- Vogelkirsche: Prunus avium
- Tollkirsche: Atropa belladonna

4.2 Unterscheidung anhand der Früchte

4.2.1 Unterscheidung und Bewertung von Aronstab, Drachenwurz und Einblatt

Aronstab Wissenschaftlicher Name: Arum species (Abb. 4.1 und 4.2)

Wuchsform	Beschreibung der Frucht	spezielle Information	Gefährdung
Staude	Beeren dicht-gedrängt an Kolben	süßlich, unreif gefährlicher	gering-mittel

Drachenwurz (Sumpfcalla, Schlangenwurz) Wissenschaftlicher Name: Calla palustris (Abb. 4.3 und 4.4)

Wuchsform	Beschreibung der Frucht	spezielle Information	Gefährdung
Staude	Beeren dicht-gedrängt an Kolben	Sumpfpflanze	gering-mittel

Einblatt (Blattfahne) Wissenschaftlicher Name: Spatiphyllum species (Abb. 4.5 und 4.6)

Wuchsform	Beschreibung der Frucht	spezielle Information	Gefährdung
Staude	Beeren dichtgedrängt an Kolben	selten, nicht ausgebildet bei Zimmerpflanzen	gering-mittel

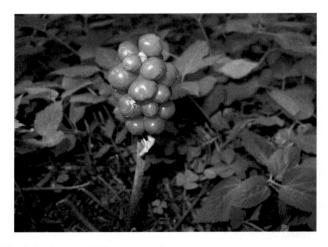

Abb. 4.1 Aronstab/Arum species

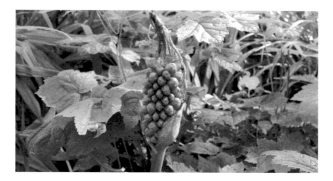

Abb. 4.2   Aronstab/Arum species

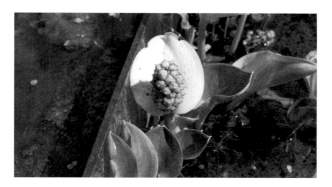

Abb. 4.3   Drachenwurz/Calla palustris

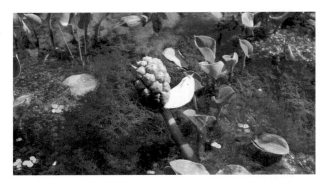

Abb. 4.4 Drachenwurz/Calla palustris

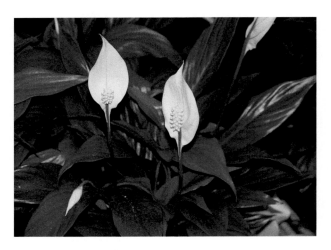

Abb. 4.5 Einblatt/Spatiphyllum species

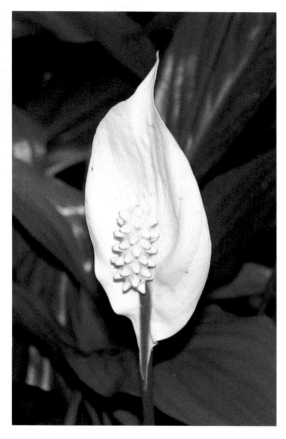

Abb. 4.6 Einblatt/Spatiphyllum species

Bewertung

Aronstab: Der Aronstab ist sowohl in der Natur als auch als Zierpflanze verbreitet. Viele unterschiedliche Arten und Wuchsbedingungen bewirken auch die stark variierenden Auswirkungen, wenn Teile der Pflanze versehentlich gegessen wurden. Erwiesenermaßen sind z. B. reife Früchte von Arum maculatum weniger gefährlich als unreife sowie Früchte der Zierpflanze Arum italicum.

Drachenwurz (Sumpfkalla, Schlangenwurz): Die Drachenwurz trägt Beeren mit geringerem Gehalt an gefährlichen Inhaltsstoffen.

Einblatt: Zum Einblatt liegen bisher keine wissenschaftlichen Untersuchungen vor.

Alle drei Pflanzen sind Aronstabgewächse und enthalten als solche sogenannte Scharfstoffe und in sehr unterschiedlicher Konzentration Kalziumoxalat-Nadeln. Dadurch sind die möglichen Symptome nach Kontakt mit allen frischen Pflanzenteilen ähnlich: Schnell auftretende Reizungen von Schleimhaut und Haut, die allerdings in ihrer Schwere sehr stark variieren können. Brennen, Schwellungen und Entzündungen im Mund- und Rachenraum sowie Übelkeit, Magen-Darm-Beschwerden mit Erbrechen, ggf. auch Durchfall.

Älteren Berichten zufolge sollen auch Krämpfe und Lähmungserscheinungen aufgetreten sein, was die eigene jahrzehntelange Beratungserfahrung nicht bestätigt.

4.2.2 Unterscheidung und Bewertung von Bocksdorn, Nachtschatten, Zaunrübe und Schmerwurz

Bocksdorn Wissenschaftlicher Name: Lycium barbarum (Abb. 4.7)

Wuchsform	Beschreibung der Frucht	spezielle Information	Gefährdung
Kletterstaude	rote Beeren mit mehreren Samen, elliptisch, einzeln	süßlich	keine-gering

Nachtschatten, bittersüß Wissenschaftlicher Name: Solanum dulcamara (Abb. 4.8)

Wuchsform	Beschreibung der Frucht	spezielle Information	Gefährdung
Kletterstaude	rote Beeren mit vielen Samen, spitz eiförmig, in Rispen	erst bitter, dann süßlich	gering-mittel

Nachtschatten, schwarz Wissenschaftlicher Name: Solanum nigrum (Abb. 4.9)

Wuchsform	Beschreibung der Frucht	spezielle Information	Gefährdung
Kletterstaude	schwarze Beeren mit vielen Samen, kugelig, in Dolden	säuerlich, unreif gefährlicher	gering-mittel

Zaunrübe Wissenschaftlicher Name: Bryonia dioica
(Abb. 4.10)

Wuchsform	Beschreibung der Frucht	spezielle Information	Gefährdung
Kletterstaude	rote Beeren mit 1–2 Samen, kugelig	scharf, reif gefährlicher	keine-mäßig

Gemeine Schmerwurz Wissenschaftlicher Name: Tamus
communis (Abb. 4.11)

Wuchsform	Beschreibung der Frucht	spezielle Information	Gefährdung
Kletterstaude	rote Beeren mit 3–5 Samen, kugelig	selten vorkommend	gering-mittel

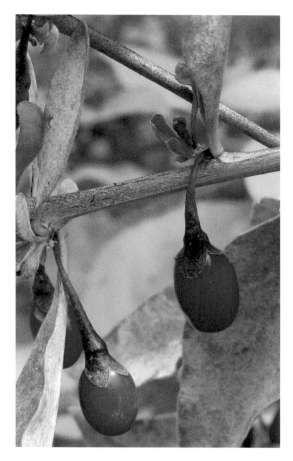

Abb. 4.7 Bocksdorn/Lycium barbarum

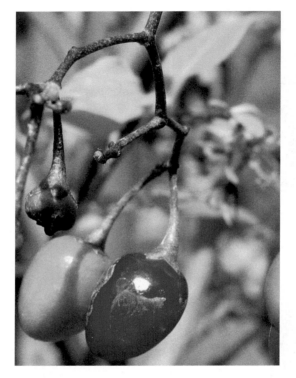

Abb. 4.8 Nachtschatten, bittersüß/Solanum dulcamara

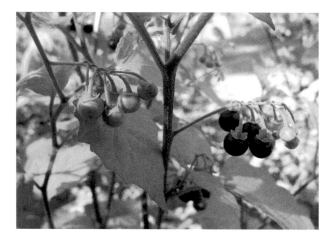

Abb. 4.9   Nachtschatten, schwarz/Solanum nigrum

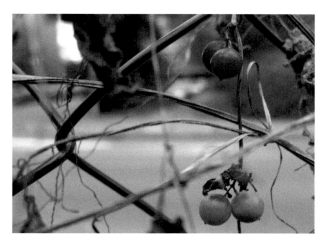

Abb. 4.10   Zaunrübe/Bryonia dioica

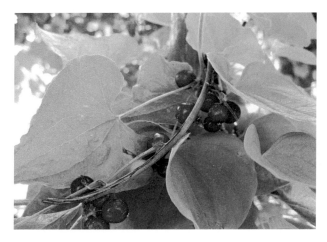

Abb. 4.11 Gemeine Schmerwurz/Tamus communis

Bewertung:

Bocksdorn: Früchte des Bocksdorns sind am ungefährlichsten, auch wenn 10–20 Beeren verzehrt wurden, sind
keine Symptome zu erwarten.

Nachtschatten: Zu beiden Nachtschatten-Arten werden in
der Literatur teils sehr ernsthafte Symptome beschrieben.
Jahrelange Beobachtungen von Giftinformationszentren
bestätigen diese Berichte jedoch nicht. Die gefährlichen
Inhaltsstoffe sinken erwiesenermaßen auf ungefährliche
Konzentrationen ab, sobald die Früchte ausgereift sind.

Zaunrübe: Früchte der Zaunrübe bewirken in kleinen
Mengen keine schwerwiegenden Symptome, Erbrechen
und Durchfälle können jedoch massiv sein, die Einnahme
größerer Mengen kann gefährlich werden.

Schmerwurz: Die Schmerwurz ist relativ selten zu finden, daher fehlen Erfahrungsberichte, zu erwarten sind starke Schleimhautreizungen mit Brechreiz und Durchfall.

4.2.3 Unterscheidung und Bewertung von Kermesbeere und Brombeere

Kermesbeere Wissenschaftlicher Name: Phytolacca americana (Abb. 4.12 und 4.13)

Wuchsform	Beschreibung der Frucht	spezielle Information	Gefährdung
Staude bis 2 m Höhe	dunkelrot-schwarze, flach-kugelige Beeren in dichter Traube	unreif gefährlicher	keine–mäßig

Brombeere Wissenschaftlicher Name: Rubus fruticosus (Abb. 4.14 und 4.15)

Wuchsform	Beschreibung der Frucht	spezielle Information	Gefähr-dung
Strauch, kletternd, stachelig	dunkelrot-schwarze, kugelige Beeren (einzeln)	essbar	keine

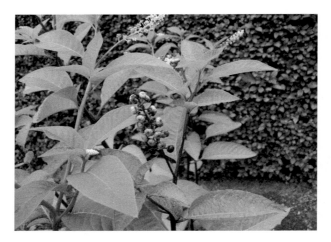

Abb. 4.12 Kermesbeere/Phytolacca americana

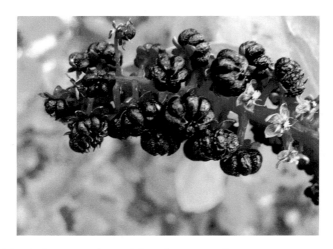

Abb. 4.13 Kermesbeere/Phytolacca americana

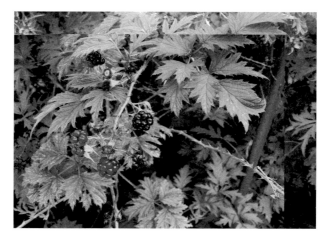

Abb. 4.14 Brombeere/Rubus fruticosus

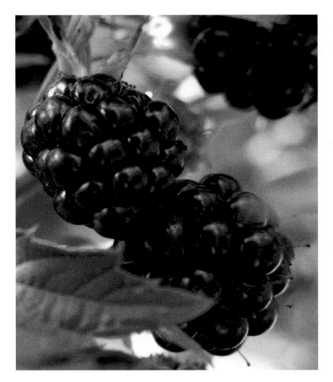

Abb. 4.15 Brombeere/Rubus fruticosus

Bewertung

Kermesbeere: Die Kermesbeere ist eine häufig vorkommende Staude, die Kinder oft reizt, ihre Früchte zu probieren. Die Früchte der Kermesbeere sind in kleinen Mengen ungefährlich, wenn sie jedoch als vermeintliche Brombeeren in größeren Mengen gegessen werden, können massive Magen-Darm-Beschwerden mit Erbrechen und krampfartigen Durchfällen auftreten.

Diese Symptome können speziell bei kleinen Kindern zu ernsthaften und ärztlich behandlungsbedürftigen Erkrankungen führen.

Brombeere: Brombeeren sind beliebte Obststräucher, die sowohl als Nutzpflanzen angebaut werden, aber auch überall in Gärten und Gebüschen, am Weg- oder Waldrand zu finden sind.

4.2.4 Unterscheidung und Bewertung von Rosskastanie, Rizinus, Stechapfel und Engelstrompete

Rosskastanie Wissenschaftlicher Name: Aesculus hippocastanum (Abb. 4.16 und 4.17)

Wuchsform	Beschreibung der Frucht	spezielle Information	Gefährdung
Baum	Stachelfrucht mit 1 großen Samen	Bitterer Geschmack	gering-mäßig

Rizinus/Wunderbaum Wissenschaftlicher Name: Ricinus communis (Abb. 4.18 und 4.19)

Wuchsform	Beschreibung der Frucht	spezielle Information	Gefährdung
Staude	Stachelfrucht mit 3 Samen	haselnussartiger Geschmack	erheblich, Lebensgefahr bei Missbrauch

Stechapfel/Engelstrompete Wissenschaftlicher Name: Datura/ Brugmansia species (Abb. 4.20, 4.21, 4.22, 4.23)

Wuchsform	Beschreibung der Frucht	spezielle Information	Gefährdung
Staude, Strauch, Bäumchen	Stachelfrucht mit zahlreichen kleinen Samen	Symptome treten schnell auf	erheblich, Lebensgefahr bei Missbrauch

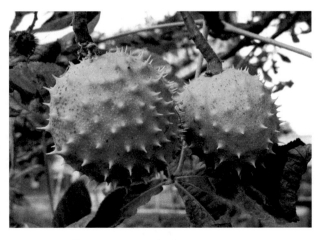

Abb. 4.16   Rosskastanie/Aesculus hippocastanum

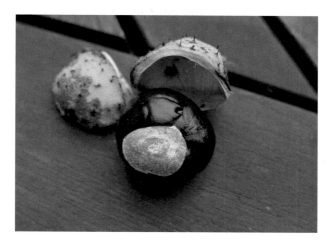

Abb. 4.17 Rosskastanie, Samen

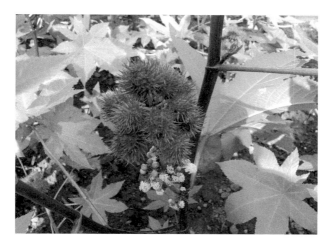

Abb. 4.18 Rizinus/Ricinus communis

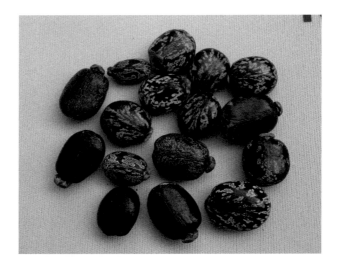

Abb. 4.19 Rizinus, Samen

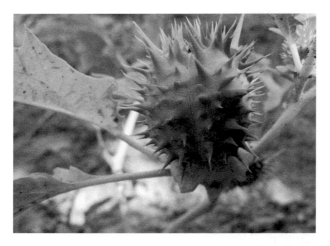

Abb. 4.20 Stechapfel

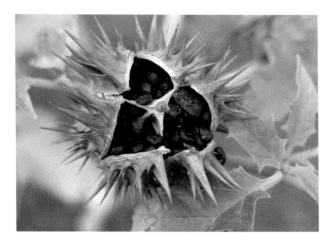

Abb. 4.21   Engelstrompete, Frucht

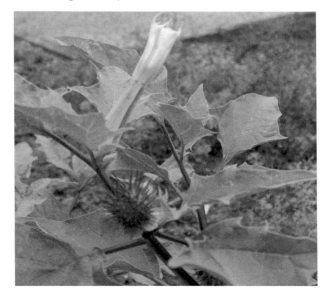

Abb. 4.22   Datura species

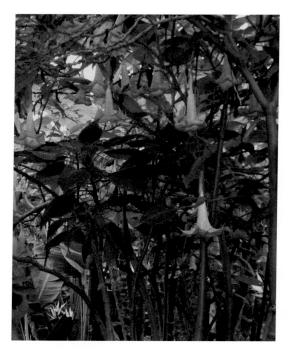

Abb. 4.23 Engelstrompete/Brugmansia species

Bewertung

Rosskastanie: Die Samen der Rosskastanie sind verglichen mit dem Wunderbaum, dem Stechapfel und der Engelstrompete am ungefährlichsten. Wenn Samenteile gegessen werden, können Schleimhautreizungen und Magen-Darm-Beschwerden auftreten. Bei ganzen Samen besteht die Gefahr, dass sie den Pylorus (Magenpförtner) verschließen und Atembeschwerden verursachen. Von starken allergischen Reaktionen wird ebenfalls berichtet.

Wunderbaum: Die Samen des Wunderbaums sind sehr giftig, wenn die Samenschale zerstört ist. Ein zerkauter Samen kann für Erwachsene tödlich sein! Das enthaltene Gift mit der Bezeichnung Rizin kann nicht nur über die Schleimhaut, sondern auch über kleine Verletzungen in der Haut aufgenommen werden. Die Wirkung setzt erst relativ spät nach 2–24 Stunden ein. Schon bei Verdacht auf Kontakt mit Rizin sollten Sie eine Klinik aufsuchen.

Stechapfel und Engelstrompete: Der Verzehr aller Pflanzenteile beider Pflanzen ist sehr gefährlich. Bereits bei der Aufnahme kleiner Mengen treten Unruhe, Übelkeit, erweiterte Pupillen, trockene Haut und Schleimhaut, Pulsbeschleunigung, Agitiertheit, Verwirrtheit und Halluzinationen auf, es kann auch zu Schläfrigkeit, Blutdruckabfall und Pulsverlangsamung kommen. Im Vordergrund steht die Symptomgruppe eines anticholinergen Syndroms mit in erster Linie neurologischen Auffälligkeiten wie beidseitige Pupillenerweiterung, Verwirrtheit und Krämpfe – rasche ärztliche Hilfe ist daher unbedingt erforderlich.

4.2.5 Unterscheidung und Bewertung von Seidelbast, Kirschlorbeer und Stechpalme

Seidelbast (Kellerhals, Beißbeere) Wissenschaftlicher Name: Daphne species (Abb. 4.24)

Wuchsform	Beschreibung der Frucht	spezielle Information	Gefährdung
Strauch bis 2 m Höhe	rote oder blau-schwarze, erbsengroße Beeren mit 1 Samen	scharfer Geschmack sofort Schleim-hautreizung, bei zerbissenem Samen ernstere Symptomatik möglich	gering-mäßig

Kirschlorbeer (Lorbeerkirsche) Wissenschaftlicher Name: Prunus laurocerasus (Abb. 4.25)

Wuchsform	Beschreibung der Frucht	spezielle Information	Gefährdung
Strauch bis 6 m Höhe	schwarze (unreif rote) kirschgroße Früchte mit 1 Stein	Fruchtfleisch reifer Früchte ungefährlich, zerbissene Samen und junge Blätter gefährlich	keine-gering

Stechpalme (Hülse, Christdorn) Wissenschaftlicher Name: Ilex aquifolium (Abb. 4.26)

Wuchsform	Beschreibung der Frucht	spezielle Information	Gefährdung
Strauch oder Baum	rote erb-sengroße Steinfrüchte mit mehreren Samen	häufig als Weihnachts-schmuck verwendet	keine-mäßig

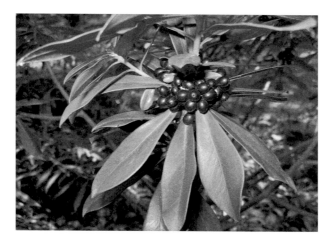

Abb. 4.24 Seidelbast/Daphne species

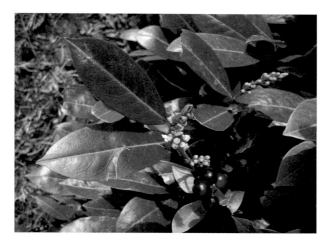

Abb. 4.25 Kirschlorbeer/Prunus laurocerasus

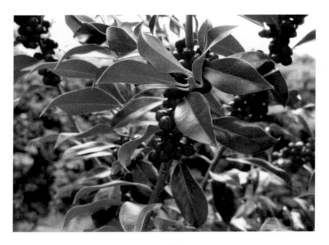

Abb. 4.26 Stechpalme/Ilex aquifolium

Bewertung:
Seidelbast: Früchte des Seidelbasts bewirken starke Schleimhautreizungen im Mund- und Halsbereich mit Brennen, Heiserkeit, Schwellungen bis zur Blasenbildung. Außerdem sind Magen-Darm-Beschwerden mit Erbrechen und Fieber zu beobachten, bei größeren Mengen und speziell durch zerbissene Samen auch Benommenheit und Krampfzustände. Die Symptome sind behandlungsbedürftig!

Lorbeerkirsche: Früchte der Lorbeerkirsche sind schwarz und der Verzehr reifer Früchte ist am wenigsten gefährlich. Es kann zu leichten Magen-Darm-Beschwerden kommen. Nur wenn zerbissene Samen oder auch junge Blätter (zerrieben nach bitteren Mandeln riechend) gegessen werden, muss mit behandlungsbedürftigen und schwerwiegenderen Symptomen gerechnet werden.

Stechpalme: Früchte der Stechpalme verursachen vorwiegend Magen-Darm-Beschwerden, teils mit Erbrechen, nur bei Aufnahme größerer Mengen sind Apathie oder Herz-Kreislauf-Beschwerden möglich.

4.2.6 Unterscheidung und Bewertung von Vogelbeere, Feuerdorn und Zwergmispel

Eberesche (Vogelbeere, Drosselbeere) Wissenschaftlicher Name: Sorbus aucuparia (Abb. 4.27 und 4.28)

Wuchsform	Beschreibung der Frucht	spezielle Information	Gefährdung
Baum	rote Apfel-früchtchen in Doldenrispen	gekocht gut genießbar	keine-gering

Feuerdorn Wissenschaftlicher Name: Pyracantha coccinea (Abb. 4.29 und 4.30)

Wuchsform	Beschreibung der Frucht	spezielle Information	Gefährdung
Strauch, immergrün	rote (gelbe) Apfelfrücht-chen in Doldenrispen	5 kleine Kerne pro Frucht, Dornen am Zweigende	keine-gering

Zwergmispel (Felsenmispel, Bergmispel) Wissenschaftlicher Name: Cotoneaster species (Abb. 4.31 und 4.32)

Wuchsform	Beschreibung der Frucht	spezielle Information	Gefährdung
Strauch, selten immergrün	rote (blau-schwärzliche) Apfelfrücht-chen, z. T. in Doldenrispen	Reifegrad und Arten mit unterschiedli-chem Gefähr-dungspotenzial	keine-gering

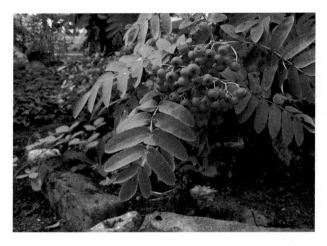

Abb. 4.27 Eberesche/Sorbus aucuparia

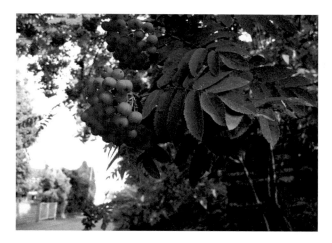

Abb. 4.28   Eberesche/Sorbus aucuparia

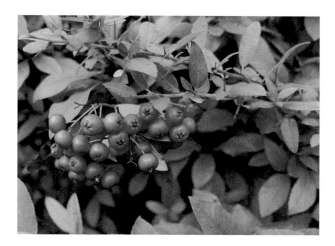

Abb. 4.29   Feuerdorn/Pyracantha coccinea

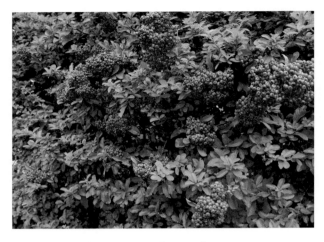

Abb. 4.30   Feuerdorn/Pyracantha coccinea

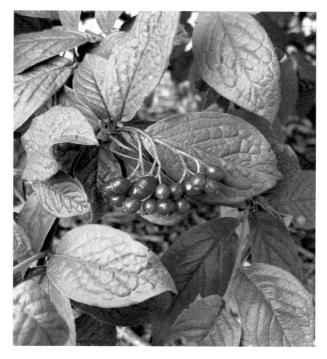

Abb. 4.31 Zwergmispel/Cotoneaster species

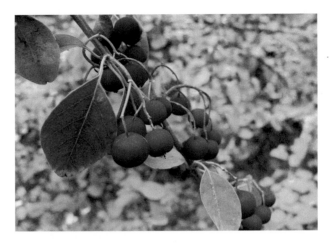

Abb. 4.32 Zwergmispel/Cotoneaster species

Bewertung:
Eberesche: Die rohen Früchte können Magen-Darm-Beschwerden verursachen. Eine Behandlung wird aber nur bei Aufnahme größerer Mengen notwendig sein.

Feuerdorn: Die Aufnahme der Früchte ist ungefährlich, es ist auch hier nur mit harmlosen Magen-Darm-Beschwerden zu rechnen.

Zwergmispel: Unterschiedliche Arten der Zwergmispel enthalten unterschiedliche Konzentrationen von cyanogenen Glykosiden, das heißt Zuckerverbindungen, die Blausäure abspalten können, auch im Fruchtfleisch. Außerdem ist der Reifegrad der Früchte für die Konzentration ausschlaggebend. Bei allen bekannten Giftberatungsfällen sind bisher aber hauptsächlich Magen-Darm-Beschwerden und keine sonstigen ernsthaften Symptome aufgetreten (Tab. 4.1).

Tab. 4.1 Unterscheidungsmerkmal: Früchte

Deutscher Name	Wissenschaftlicher Name	Wuchsform	Verwechslung möglich mit	Familie
Aronstab	Arum maculatum	Staude	Einblatt/Drachenwurz	Araceae
Drachenwurz	Calla palustris	Staude	Aronstab/Einblatt	Araceae
Einblatt	Spatiphyllum	Staude/Zimmerpflanze	Aronstab/Drachenwurz	Araceae
Bocksdorn	Lycium barbarum	Kletterstaude	Zaunrübe/Nachtschatten/Schmerwurz	Solanaceae
Nachtschatten bittersüßer	Solanum dulcamara	Kletterstaude	Zaunrübe/Schmerwurz/Bocksdorn	Solanaceae
Nachtschatten schwarz	Solanum nigrum	Kletterstaude	Zaunrübe/Schmerwurz/Bocksdorn	Solanaceae
Zaunrübe	Bryonia	Kletterstaude	Nachtschatten/Schmerwurz/Bocksdorn	Cucurbitaceae
Gemeine Schmerwurz	Tamus communis	Kletterstaude	Zaunrübe/Nachtschatten/Bocksdorn	Dioscoreaceae
Kermesbeere	Phytolacca americana	Staude	Brombeere	Phytolaccaceae
Brombeere	Rubus fruticosus	Strauch	Kermesbeere	Rubiaceae

(Fortsetzung)

Tab. 4.1 (Fortsetzung)

Deutscher Name	Wissenschaftlicher Name	Wuchsform	Verwechslung möglich mit	Familie
Rosskastanie	Aesculus hippoc.	Baum	Stechapfel/Engelstrompete/Rizinus	Sapindaceae
Wunderbaum/Rizinus	Ricinus communis	Staude	Stechapfel/Engelstrompete/Rosskastanie	Euphorbiaceae
Stechapfel	Datura	Staude	Engelstrompete/Rosskastanie/Rizinus	Solanaceae
Engelstrompete	Brugmansia	bäumchenartige Staude	Stechapfel/Rosskastanie/Rizinus	Solanaceae
Seidelbast	Daphne mezereum	Strauch	Kirschlorbeer/Stechpalme	Thymelaeaceae
Kirschlorbeer	Prunus laurocerasus	Strauch	Seidelbast/Stechpalme	Rosaceae
Stechpalme	Ilex aquifolius	Strauch/Baum	Kirschlorbeer/Seidelbast	Aquifoliaceae
Vogelbeere/Eberesche	Sorbus aucuparia	Baum	Feuerdorn/Zwergmispel	Rosaceae
Feuerdorn	Pyracantha coccinea	Strauch	Vogelbeere/Zwergmispel	Rosaceae
Zwergmispel	Cotoneaster	Strauch/Bodendecker	Feuerdorn/Vogelbeere	Rosaceae

4.3 Unterscheidung anhand der Blüten und Blätter

4.3.1 Unterscheidung und Bewertung von Bärlauch, Herbstzeitlose und Maiglöckchen

Bärlauch Wissenschaftlicher Name: Allium ursinum (Abb. 4.33 und 4.34)

Wuchsform	Beschreibung der Blätter	spezielle Information	Gefährdung
Staude	länglich, lang gestielt, ohne Blattscheide, fein mit dicker Mittelrippe	wichtigste Unterschei-dung: knob-lauchartiger Geruch	keine-gering

Herbstzeitlose (Herbstlilie, Wiesensafran, Michelwurz) Wissenschaftlicher Name: Colchicum autumnale (Abb. 4.35, 4.36, 4.37)

Wuchsform	Beschreibung der Blätter	spezielle Information	Gefährdung
Staude	länglich, ungestielt, im unteren Teil der breiten weißlichen Blattscheide sitzt die Frucht mit 3 schwar-zen Fädchen	wichtigstes Unterschei-dungsmerk-mal: geruchlos lange Latenz bis zu ernsthaften Beschwerden	mittel-erheblich bei kleiner Menge Lebensge-fahr bei Missbrauch

Maiglöckchen (Maischelle, Marienblume, Mairöschen) Wissenschaftlicher Name: Convallaria majalis (Abb. 4.38 und 4.39)

Wuchsform	Beschreibung der Blätter	spezielle Information	Gefährdung
Staude	länglich, gestielt, mit schmaler langer Blattscheide	wichtigstes Unterscheidungsmerkmal: geruchlos Konzentration herzwirksamer Glykoside in jungen Blättern am höchsten	keine-gering bei kleinen Mengen Lebensgefahr bei Missbrauch

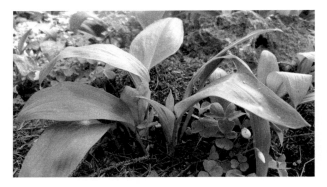

Abb. 4.33 Bärlauch/Allium ursinum

Abb. 4.34 Bärlauch/
allium ursinum

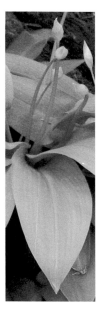

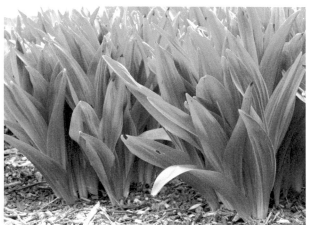

Abb. 4.35 Herbstzeitlose

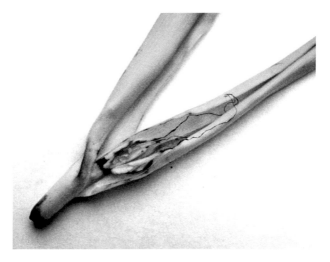

Abb. 4.36 Herbstzeitlose, Blattscheide

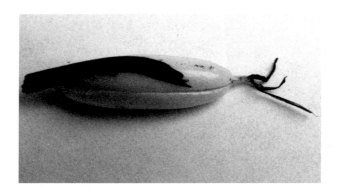

Abb. 4.37 Herbstzeitlose, Kapsel

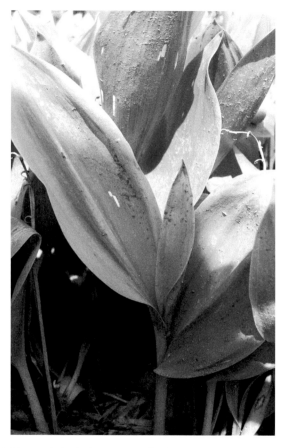

Abb. 4.38   Maiglöckchen/Convallaria majalis

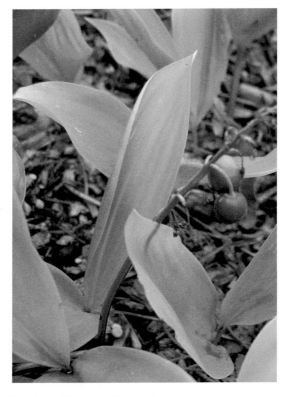

Abb. 4.39 Maiglöckchen/Convallaria majalis

Bewertung

Bärlauch ist ein beliebtes Küchenkraut, verwendet werden die Blätter. Da Zubereitungen mit Bärlauch sich in den letzten Jahren zunehmender Beliebtheit erfreuen, nimmt die Sammelleidenschaft auch unter Pflanzenunkundigen und damit die Verwechslungsgefahr mit anderen Pflanzen zu.

Herbstzeitlose Die Herbstzeitlose bildet im Frühjahr oberirdisch ihre Blätter aus, ihre Blütezeit ist aber im Herbst und dann ist sie blattlos. Daher kommt es zur Bärlauchsammelperiode im Frühjahr zu den gefährlichen Verwechslungen. Oftmals werden die ersten Krankheitsanzeichen nicht in Zusammenhang mit einer Verwechslung gebracht, sodass zu viel Zeit bis zum Behandlungsbeginn vergeht und in diesem weit fortgeschrittenen Stadium der Vergiftung eine Heilung nur schwer oder gar nicht mehr möglich ist. Erste Symptome sind Reizungen der Haut- und Schleimhäute, Schluckbeschwerden, Übelkeit und Erbrechen mit starken Koliken. Häufig treten relativ spät starke, teils blutige Durchfälle und damit lebensbedrohliche Situationen, wie Exsikkose, Temperatur- und Blutdruckabfall sowie Lähmungserscheinungen, Multiorganversagen, Atemlähmung, auf. Daher sollten Sie schon wenn der Verdacht besteht, dass Pflanzenteile oder Zubereitungen aufgenommen wurden, immer sofort eine Klinik aufsuchen.

Maiglöckchen Die Blätter des Maiglöckchens enthalten im jungen Stadium die höchsten Werte an stark herzwirksamen Glykosiden. Diese werden zwar relativ schlecht resorbiert und führen selten zu ernsten Vergiftungen, werden jedoch große Mengen aufgenommen, ist auch eine schwerere Symptomatik möglich. Es kann dann zu Magen-Darm-Beschwerden mit Erbrechen und auch zu ernsthaften Herzbeschwerden kommen, die eine Therapie wie bei Digitalisvergiftungen (s. u. Fingerhut) erfordern.

4.3.2 Unterscheidung und Bewertung von Fingerhut, Beinwell und Boretsch

Fingerhut Wissenschaftlicher Name: Digitalis species (Abb. 4.40)

Wuchsform	Beschreibung der Blätter	spezielle Information	Gefähr-dung
Staude	länglich, samtig-filzig, Grundblätter breiter, am Rand gesägt, und stängelumfassend	stark bitter schmeckend	erheblich

Beinwell (Schwarzwurz) Wissenschaftlicher Name: Symphytum species (Abb. 4.41)

Wuchsform	Beschreibung der Blätter	spezielle Information	Gefährdung
Staude	länglich, borstig, stängelherablaufend, grundständig ungestielt	Heilpflanze, je Sorte und Standort sind Pyrrolizidinalkaloide unterschiedlicher Konzentration enthalten spezielle Züchtungen mit Kontrollen für Heilmittel als Tee, Gemüse gelegentlich in kleinen Mengen genießbar	keine-gering bei kleinen Mengen

Boretsch Wissenschaftlicher Name: Borago species (Abb. 4.42)

Wuchsform	Beschreibung der Blätter	Spezielle Information	Gefährdung
Kraut (einjährig)	lanzett-eiförmig, borstig behaart, dunkelgrün	enthält Pyrrolizidinalkaloide höhere Konzentration in Blüten als in Blättern als Gewürz gelegentlich in kleinen Mengen genießbar	keine-gering bei kleinen Mengen

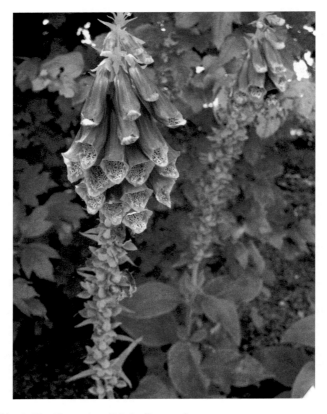

Abb. 4.40   Fingerhut/Digitalis species

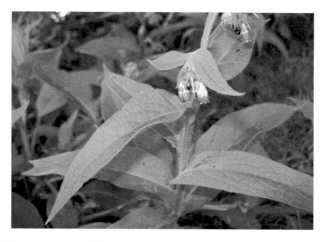

Abb. 4.41 Beinwell/Symphytum species

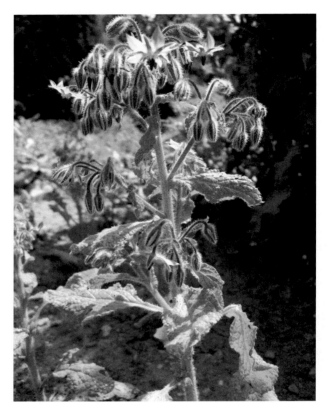

Abb. 4.42   Boretsch/Borago offcinalis

Bewertung:

> Fingerhutblätter schmecken stark bitter, das sollte sofort
> vor weiterem Genuss warnen!

Fingerhut Die Blätter des Fingerhuts enthalten herzwirksame Glykoside. Der Verzehr führt oft zu spontanem Erbrechen, sodass die Aufnahme größerer Giftmengen verhindert wird. Es können jedoch auch gefährliche Herz-Kreislauf-Beschwerden auftreten. Falls Sie davon ausgehen müssen, dass das Kind Teile des Fingerhuts gegessen hat, oder es bereits Symptome zeigt, sollten Sie daher unbedingt ärztliche Hilfe in Anspruch nehmen. Es müssen eventuell Digitaliswerte im Serum bestimmt und im Verlauf kontrolliert werden, um gegebenenfalls eine spezielle Antidot-Therapie einzuleiten und auf Anzeichen von Rückresorption zu reagieren. Fingerhut zu essen ist gefährlich, auch wenn die folgenden Symptome meist gut behandelbar sind. Bei großen Mengen oder bei vorbestehenden Herzerkrankungen kann die Aufnahme lebensgefährlich sein!

Beinwell: Seit langer Zeit ist Beinwell als Heilpflanze bekannt und wird sowohl äußerlich als auch innerlich angewendet. Speziell bei Vegetariern sind die Blätter als Tee oder in Teig ausgebacken oder wie Spinat verwendet sehr beliebt. Seit schädliche Pyrrolizidinalkaloide nachgewiesen wurden, wird strikt von der innerlichen Anwendung abgeraten. Diese Alkaloide wirken bei Daueranwendung

leberschädigend und im Tierversuch potenziell krebserzeugend (kanzerogen), außerdem können sie das Erbgut
verändern.

Boretsch: Blätter des Boretschs sind frisch oder getrocknet
beliebt als Salatgewürz, zur Suppenzubereitung und auch
als Tee. Es gelten jedoch dieselben Einschränkungen wie
für Beinwell. Größere Mengen und häufiger Genuss sind
nicht empfehlenswert.

4.3.3 Unterscheidung und Bewertung von Eisenhut, Rittersporn und Lerchensporn

Eisenhut   (Sturmhut,   Mönchskappe) Wissenschaftlicher
Name: Aconitum species (Abb. 4.43)

Wuchsform	Beschreibung der Blüte	spezielle Information	Gefährdung
Staude/ Zierpflanze	Blüten mit 2–5 cm langen helmförmigen, farbigen Kelchblättern in Trauben oder Rispen	Kinder fernhalten **Alle Pflanzenteile sind hochgiftig.** Alkaloid: Aconitin	erheblich

Rittersporn Wissenschaftlicher Name: Delphinium species
(Abb. 4.44)

Wuchsform	Beschreibung der Blüte	spezielle Information	Gefährdung
Staude/ Zierpflanze	Blüten mit flach becherförmigen, am Ende gespornten Kelchblättern in Trauben oder Rispen	**Alle Pflanzenteile sind giftig!** Alkaloide: aconitinähnlich: Delphinin	erheblich

Lerchensporn Wissenschaftlicher Name: Corydalis species
(Abb. 4.45)

Wuchsform	Beschreibung der Blüte	spezielle Information	Gefährdung
Staude/ Zierpflanze	röhrenförmige Blüten aus 4 (2 am Ende gespornten) Kelchblättern in Trauben	**Alle Pflanzenteile sind giftig!** Alkaloide: Corydalin, Bulbocapnin	erheblich

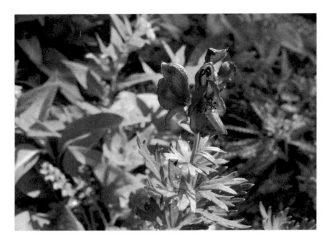

Abb. 4.43   Eisenhut/Aconitum species

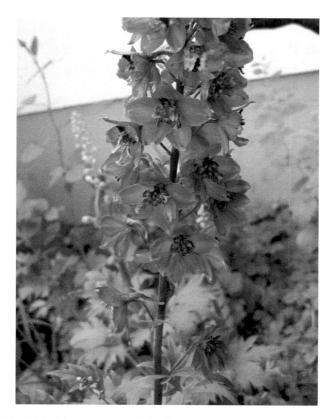

Abb. 4.44   Rittersporn/Delphinium species

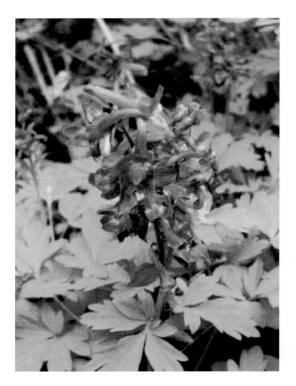

Abb. 4.45 Lerchensporn/Corydalis species

Bewertung:

Eisenhut: Die Blüte hat eine hut- oder kappenähnliche Form, während Ritter- und Lerchensporn am Blütenende einen Sporn tragen. Der Eisenhut wird oft „giftigste Pflanze Europas" genannt. Alle Teile sind hochgiftig, schon bei Kontakt über Haut und Schleimhaut. Bei Verzehr kommt es kurz nach Einnahme zu brennen und kribbeln im

Mund, es folgen Schweißausbrüche und/oder Frösteln mit Missempfindungen, anschließend massives Erbrechen mit Durchfällen, außerdem starke Kopf- und Rückenschmerzen. Nach zunehmenden Lähmungserscheinungen und Herzrhythmusstörungen tritt der Tod ein.

Rittersporn: Der Rittersporn enthält ähnliche Giftstoffe wie der Eisenhut. Werden Teile der Pflanze aufgenommen, entstehen ebenfalls lokale und systemische Entzündungen, die Symptome sind jedoch schwächer ausgeprägt. Haut- und Schleimhautreizungen, Magenbeschwerden mit Durchfall, Bewegungsstörungen und nervöse Symptomatik sowie ernsthafte Herzrhythmusstörungen sind beschrieben.

Lerchensporn: Der Lerchensporn enthält anders wirkende Giftstoffe, aber auch bei Verzehr dieser Pflanze sind ernsthafte Vergiftungserscheinungen zu erwarten. Bewegungsarmut wie bei Starrsucht steht symptomatisch im Vordergrund.

Alle drei Pflanzen können erhebliche Vergiftungssymptome bewirken, sodass in jedem Fall bei Verdacht auf Einnahme einer dieser Pflanzen eine Giftinformationszentrale (Anhang) kontaktiert und möglichst eine Klinik aufgesucht werden sollte.

4.3.4 Unterscheidung und Bewertung von Kornelkirsche, Hamamelis und Forsythie

Kornelkirsche (Herlitze, Dürlitze) Wissenschaftlicher Name: Cornus mas (Abb. 4.46)

Wuchsform	Beschreibung der Blüte	spezielle Information	Gefährdung
Strauch, häufig	Dolden mit gelben kleinen Blüten in 4 grünlichen Hochblättchen	Blüten erscheinen früh im Jahr vor dem Blattaustrieb	keine-gering

Zaubernuss Wissenschaftlicher Name: Hamamelis species (Abb. 4.47)

Wuchsform	Beschreibung der Blüte	spezielle Information	Gefährdung
Strauch	Büschel aus kleinen Blüten mit 4 gewellten, fadenförmigen Blütenblättchen	Blüten erscheinen je nach Sorte im Winter oder sehr früh im Jahr vor dem Blattaustrieb	keine-gering

Forsythie Wissenschaftlicher Name: Forsythia species (Abb. 4.48)

Wuchsform	Beschreibung der Blüte	spezielle Information	Gefährdung
Strauch, sehr häufig	gelbe 4-zipflige, trichterförmige Blüten, mehrere an Kurztrieben	Blüten erscheinen früh im Jahr vor dem Blattaustrieb	keine-gering

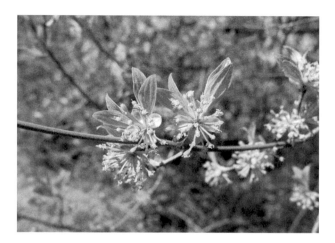

Abb. 4.46 Kornelkirsche/Cornus mas

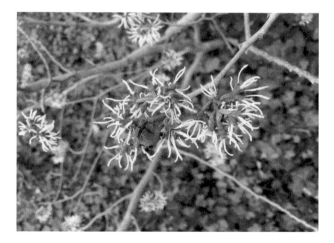

Abb. 4.47 Zaubernuss/Hamamelis species

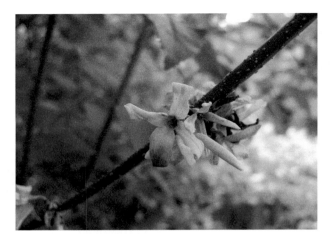

Abb. 4.48 Forsythie/Forsythia species

Bewertung

Kornelkirsche: Die Kornelkirsche ist häufig in Gärten, Ziergehölzen, in Gebüschen und an Waldrändern zu finden. Die Früchte sind für Kinder „verführerisch", sie sind aber ungefährlich.

Zaubernuss: Obwohl die Zaubernuss relativ häufig als Ziergehölz angepflanzt wird, sind keine Beratungsfälle von Giftinfozentren bekannt, daher liegen auch keine Erfahrungen nach Einnahme von Pflanzenteilen vor. Da Hamamelis pharmazeutisch verwendet wird und bisher keine giftigen Inhaltsstoffe bekannt sind, ist nicht mit ernsthaften Folgen zu rechnen.

Forsythie: Die Forsythie kommt sehr häufig in Gärten als Zierpflanze und überall in der freien Natur vor. Bisher sind nach Einnahme von Blüten und Blättern nur Magen-Darm-Beschwerden beobachtet worden. Gesamtübersicht Unterscheidungsmerkmal Blätter/Blüten siehe Tab. 4.2.

4.4   Verwechslungsursache Bezeichnung

Gelegentlich werden bestimmte Pflanzen miteinander verwechselt, weil ihre Namen ähnlich klingen. Die folgende Tabelle (Tab. 4.3) listet die infrage kommenden Pflanzen mit ihren Bezeichnungen und Charakteristika auf.

Tab. 4.2 Unterscheidungsmerkmal: Blätter/Blüten

Deutscher Name	Wissenschaftlicher Name	Ursache/Wuchsform	Verwechslung mit Gattung/Art	Familie
Bärlauch	Allium ursinum	Blätter/Staude	Colchicum/Convallaria	Alliaceae
Herbstzeitlose	Colchicum autumnale	Blätter/Staude	Allium/Convallaria	Colchicaceae
Maiglöckchen	Convallaria majalis	Blätter/Staude	Colchicum/Allium	Convallariaceae
Fingerhut	Digitalis	Blätter/Staude	Borago/Symphytum	Scrophulariaceae
Beinwell	Symphytum	Blätter/Staude	Digitalis/Borago	Boraginaceae
Borretsch	Borago	Blätter/Kraut	Digitalis/Symphytum	Boraginaceae
Eisenhut	Aconitum	Blüten/Staude	Delphinium/Corydalis	Ranunculaceae
Rittersporn	Delphinium	Blüten/Staude	Aconitum/Corydalis	Ranunculaceae
Lerchensporn	Corydalis	Blüten/Staude	Aconitum/Delphinium	Papaveraceae
Kornelkirsche	Cornus mas	Blüten/Strauch	Hamamelis/Forsythia	Cornaceae
Zaubernuss	Hamamelis	Blüten/Strauch	Cornus/Forsythia	Hamamelidaceae
Forsythie	Forsythia	Blüten/Strauch	Cornus/Hamamelis	Oleaceae

Tab. 4.3 Verwechslungsursache: Deutsche Namen

Deutscher Name	Wissenschaftlicher Name	Wuchsform	Verwechslung mit Gattung/Art	Familie
Christusdorn	Euphorbia milii	Strauch/Zimmerpflanze	Paliurus/Gleditsia/Ilex	Euphorbiaceae
Christusdorn	Paliurus spina christi	Strauch	Euphorbia milii/Gleditsia/Ilex	Rhamnaceae
Christusdorn (falscher)	Gleditsia	Baum	Euphorbia milii/Paliurus/Ilex	Caesalpiniaceae
Christdorn	Ilex aquifolius	Strauch/Baum	Euphorbia milii/Paliurus/Gleditsia	Aquifoliaceae
Korallenbaum	Erythrina	Strauch/Kübelpflanze	Nertera/Symphoricarpos/Solanum pseudoc.	Fabaceae
Korallenmoos	Nertera	kleine Zimmerpflanze	Erythrina/Symphoricarpos/Solanum pseudoc.	Rubiaceae
Korallenstrauch	Solanum pseudocapsicum	Zimmerpflanze	Nertera/Erythrina/Symphoricarpos	Solanaceae
Korallenbeere	Symphoricarpos orbiculatus	Strauch	Nertera/Erythrina/Solanum pseudoc.	Caprifoliaceae
Zwergmispel	Cotoneaster	Bodendecker/Strauch	Mespilus/Viscum	Rosaceae

(Fortsetzung)

Tab. 4.3 (Fortsetzung)

Deutscher Name	Wissenschaftlicher Name	Wuchsform	Verwechslung mit Gattung/Art	Familie
Mispel	Mespilus germanicus	kleiner Baum	Viscum/ Cotoneaster	Rosaceae
Mistel	Viscum album	Halbschmarotzer in Bäumen	Mespilus/ Cotoneaster	Loranthaceae
Goldmohn	Eschscholzia	Staude/ Gartenpflanze	Papaver/ Rhomneya/ Meconopsis	Papaveraceae
Scheinmohn	Meconopsis	Staude/ Gartenpflanze	Papaver/ Eschscholzia/ Rhomneya	Papaveraceae
Baummohn	Rhomneya	Staude bis 2 m Höhe	Papaver/ Eschscholzia/ Meconopsis	Papaveraceae
Schlafmohn	Papaver somniferum	Staude/Anbau genehmigungspflichtig	Papaver r./ Eschscholzia/ Rhomneya/ Meconopsis	Papaveraceae
Klatschmohn	Papaver rhoeas	Staude/Feld-/ Gartenpflanze	Papaver s./ Eschscholzia/ Meconopsis/ Rhomneya	Papaveraceae

(Fortsetzung)

Tab. 4.3 (Fortsetzung)

Deutscher Name	Wissenschaftlicher Name	Wuchsform	Verwechslung mit Gattung/Art	Familie
Berberitze	Berberis	Strauch	Mahonia/Ilex	Berberidaceae
Stechpalme	Ilex aquifolia	Strauch/Baum	Mahonia	Aquifoliaceae
Stechdorn	Mahonia aquifolia	Strauch	Ilex	Berberidaceae
Tollkirsche	Atropa belladonna	Strauch	Prunus avium/Sorbus aucuparia	Solanaceae
Vogelkirsche	Prunus avium	Baum	Atropa belladonna/Sorbus aucuparia	Rosaceae
Vogelbeere	Sorbus aucuparia	Baum	Atropa belladonna/Prunus avium	Rosaceae
Trompetenbaum	Catalpa bignonioides	Baum	Brugmansia/Datura/Campsis	Bignoniaceae
Engelstrompete	Brugmansia	bäumchenförmiger Strauch	Datura/Catalpa/Campsis	Solanaceae
Engelstrompete	Datura suaveolens	Staude	Brugmansia/Catalpa/Campsis	Solanaceae
Trompetenblume	Campsis	Klettergewächs	Brugmania/Datura/Catalpa	Bignoniaceae

5

Giftige Pflanzen? Nicht alles ist immer giftig

5.1 Giftige Pflanzenteile

Eibe/Taxus baccata: **Ungiftig** ist nur die rote Samenhülle. **Alle** anderen Teile der Pflanze enthalten verschiedene Taxine, deren Konzentration im Herbst und Winter am höchsten ist. In den Nadeln finden sich zusätzlich cyanogene Glykoside, das heißt Zuckerverbindungen, die Blausäure abspalten können (Abb. 5.1).

Gesamtbewertung: Gefährdung je nach Pflanzenteil und Menge: erheblich (Kap. 3)

© Springer-Verlag Berlin Heidelberg 2017
I. Ritter-Weilemann und L.S. Weilemann, *Elternratgeber Gift im Garten,* DOI 10.1007/978-3-662-50337-9_5

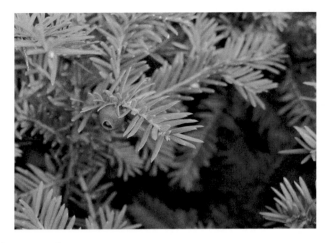

Abb. 5.1 Eibe

Maiglöckchen/Convallaria majalis: **Alle** Teile enthalten herzwirksame Glykoside. Im Fruchtfleisch sind sie in minimaler Konzentration enthalten, in Blüten, Samen und jungen Blätter ist die Konzentration am höchsten. In den Blättern verringert sich die Konzentration im Laufe der Vegetationsperiode (Abb. 5.2).

Gesamtbewertung: je nach Pflanzenteil und Menge: erheblich

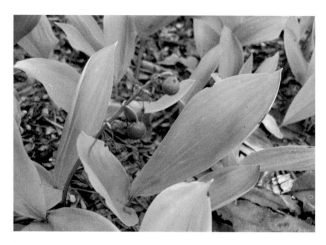

Abb. 5.2 Maiglöckchen

Kartoffel/Solanum tuberosum: Kartoffeln sind Nachschatten-
gewächse und enthalten Alkaloide, die Grundstoffe vieler
pharmazeutischer Schmerzmittel. Die Konzentration in den
überirdisch wachsenden Pflanzenteilen ist am höchsten, in
den Knollen ist sie ungefährlich, wenn sie dunkel und nicht
zu lange gelagert sind. Keime oder grüne Stellen signalisieren
höhere Konzentrationen, hauptsächlich in der Schale und an
den Augen. Hitze allein zerstört die Alkaloide nicht. Beim
Kochen sollten daher Schalen und Auskeimungsbereiche
entfernt und das Kochwasser nicht weiter genutzt werden.
   Gesamtbewertung: Gefährdung je nach Pflanzenteil,
Zubereitung und Menge: gering bis erheblich

Rosengewächse/Rosaceae: Zu dieser Pflanzenfamilie gehören viele Zierpflanzen aber – und das ist hierbei besonders wichtig – auch viele Obst- und Nutzpflanzen, zum Beispiel die Prunus-Arten: **Pfirsich, Aprikose, Pflaume, Bittermandel** und die Malus-Arten: **Apfel.** Die Pflanzen enthalten cyanogene Glykoside, darunter speziell das gefährliche Amygdalin in den Samen. Die Kerne von Prunus-Arten enthalten es in höherer Konzentration als die von Malus-Arten. Der bittere Geschmack nach Bittermandeln hält glücklicherweise von unbeabsichtigtem Verzehr ab. Amygdalin ist auch unter der Bezeichnung „Vitamin B17" bekannt, jedoch nicht offiziell als Vitamin anerkannt (Abb. 5.3).

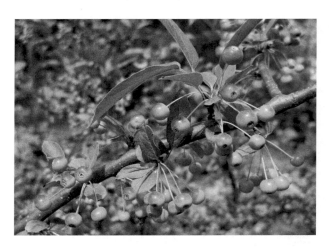

Abb. 5.3 Zierapfel

Gesamtbewertung: Gefährdung je nach Pflanzenteil, Zubereitung (Zerkleinerung) und Menge: gering bis erheblich (Blausäurevergiftung)

Osterglocke/Narcissus pseudonarcissus und Schneeglöckchen/Galanthus nivalis: Der Verzehr aller Pflanzenteile ist gefährlich, insbesondere der der Zwiebeln. Sie enthalten Alkaloide, die in Amaryllisgewächsen häufig vorkommen, hauptsächlich Lycorin und Galanthamin) **Gefährlich:** Verwechslung mit Speisezwiebeln, da häufig größere Mengen aufgenommen werden (Abb. 5.4 und 5.5).

Gesamtbewertung: Gefährdung je nach Pflanzenteil und Menge: gering bis erheblich

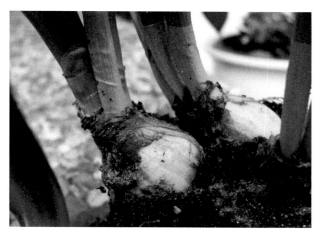

Abb. 5.4 Zwiebel der Osterglocke

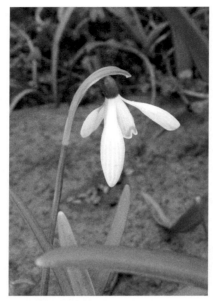

Abb. 5.5 Schneeglöckchen

5.2   Rohe und unreife Früchte

5.2.1 Rohe Früchte

Eberesche/Sorbus aucuparia: Die Früchte enthalten Parasorbinsäure, deren Konzentration bis zur Reife zunimmt. Gekocht oder getrocknet sind sie ungefährlich. Die Eberesche gehört zur Familie der Rosengewächse, ihre Samen enthalten jedoch sehr geringe Mengen Amygdalin (Abschn. 5.1).

Gesamtbewertung: keine bis geringe Gefahr

5.2.2 Unreife Früchte

Rosengewächse/Rosaceae, zum Beispiel die Brombeere/Rubus fruticosus Unreife Früchte der Rosengewächse enthalten oft Gerbstoffe, die Unverträglichkeiten verursachen können. Auf de Problematik bei Einnahme von Samen der Rosengewächse wurde im Abschn. 5.1 eingegangen.

Lampionblume/Physalis Nur die reife Frucht ist ungefährlich. Alle anderen oberirdischen Pflanzenteile enthalten Bitterstoffe, nur in den Wurzeln sind Alkaloide nachgewiesen (Abb. 5.6).
   Gesamtbewertung: keine bis mäßige Gefährdung

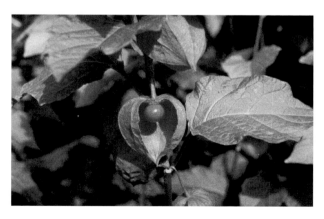

Abb. 5.6 Physalis

Holunder/Sambucus nigra **Rohe** und **unreife Früchte** enthalten cyanogene Glykoside (Abschn. 5.1). Reife Früchte sind zwar glykosidfrei, können aber roh genossen dennoch Probleme machen.

Gesamtbewertung: Je nach Empfindlichkeit kommt es zu starken Magen-Darm-Beschwerden, deshalb sollten Sie mit kleinen Kindern und bei länger anhaltendem Durchfall einen Arzt aufsuchen, da die Gefahr des Flüssigkeitsverlustes mit einhergehender Austrocknung (Exsikkose) groß ist.

5.3   Pflanzenteil/Jahreszeit/Sorte

Berberitze/Berberis species Berberitzen können als gefährliche Wirkstoffe Alkaloide enthalten (Abb. 5.7).

- Pflanzenteil: Wurzelrinde und Stamm: höchste Konzentrationen
- Blätter und Blüten: zumeist alkaloidfrei
- Jahreszeit: Ende der Vegetationsperiode: höchste Konzentrationen
- Sorte: Berberis vulgaris: Fruchtfleisch und Samen; alkaloidfrei
- Andere Sorten: Fruchtfleisch zumeist erwiesenermaßen: alkaloidfrei
- Samen: immer Alkaloide nachgewiesen, in unterschiedlichen Konzentrationen.

Gesamtbewertung: Bei Verzehr des Fruchtfleisches besteht keine Gefährdung, je nach Sorte und Menge können Samen, Blätter, Wurzeln oder Rinde ernstere Reaktionen hervorrufen.

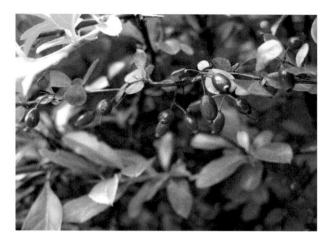

Abb. 5.7 Berberitze

5.4 Haut-Schleimhautreizende Inhaltsstoffe

Die Konzentrationen haut- und schleimhautreizender Inhaltsstoffe in den einzelnen Pflanzen sind außerordentlich unterschiedlich. Es finden sich darüber hinaus sehr große Differenzen innerhalb einer Pflanzengattung sowie bei verschiedenen Züchtungen. Speziell Garten- und Zimmerpflanzen enthalten häufig nur noch minimale Mengen oder gar keine gefährlichen Inhaltsstoffe mehr. Die Konzentrationen können außerdem je nach Pflanzenteil, Jahreszeit und Standort stark variieren. Ebenso unterschiedlich sind die möglichen Auswirkungen, die von leichten Hautrötungen bis zu nachhaltigen Hautschäden, von unterschiedlich schweren Hornhautschädigungen am Auge oder von leichten bis schweren allergischen Reaktionen reichen können.

Die folgende Tab. 5.1 gibt eine Übersicht über häufig vorkommende Pflanzen mit hautreizenden Inhaltsstoffen.

Tab. 5.1 Haut- und Schleimhautreizende Pflanzen

Deutscher Name	Wissenschaftlicher Name	Pflanzenteil	Familie	Wirkstoff
Aronstab	Arum spec.	alle Teile	Araceae	Kalziumoxalat/ Scharfstoffe
Bärenklau	Heracleum spec.	alle Teile	Apiaceae	Furanocumarin
Baumfreund	Philodendron spec.	Blätter/Stängel	Araceae	Kalziumoxalat je nach Sorte
Becherprimel	Primula obconica	Drüsenhaar-Exkret	Primulaceae	Benzochinonderivat (Primin)
Diptam	Dictamnus albus	alle Teile	Rutaceae	Furanocumarin
Efeutute	Epipremnum spec.	alle Teile	Araceae	Kalziumoxalat je nach Sorte
Einblatt	Spathiphyllum spec.	alle Teile	Araceae	Kalziumoxalat je nach Sorte
Engelwurz	Angelica spec.	Wurzel	Apiaceae	Furanocumarin
Fensterblatt	Monstera spec.	alle Teile	Araceae	Kalziumo-xalat je nach Sorte
Flamingoblume	Anthurium spec.	alle Teile	Araceae	Kalziumoxalat je nach Sorte
Giftlattich	Lactuca virosa	Milchsaft	Asteraceae	Lactucin/Lactucopikrin/ Lactusid

(Fortsetzung)

Tab. 5.1 (Fortsetzung)

Deutscher Name	Wissenschaftlicher Name	Pflanzenteil	Familie	Wirkstoff
Giftsumach	Rhus toxicodendron	Milchsaft	Anacardiaceae	Brenzkatechin-Derivate/Urushiol
Gummibaum	Ficus spec.	Milchsaft	Moraceae	Latices/Fura-nocumarin/Harze
Hahnenfuß	Ranunculus spec.	alle Teile	Ranunculaceae	Ranunculin/Protoanemonin
Hyazinthe	Hyacinthus orientalis	Zwiebeln	Liliaceae	Kalziumoxalat
Knorpelmöhre große	Ammi majus	alle Teile	Apiaceae	Furanocumarin/Khellin
Koriander	Coriandrum sativum	alle Teile	Apiaceae	Furanocumarin/Coriandrin
Lebensbaum	Thuja spec.	alle Teile	Cupressaceae	Monoterpene/ätherische Öle
Löwenzahn	Taraxacum officinale	Milchsaft	Asteraceae	Sesquiterpenlak-tone
Meisterwurz	Peucedanum spec.	Wurzel	Apiaceae	Furanocumarin
Mistel	Viscum album	Blätter/Stängel/Saft	Viscaceae	Viscotoxin

(Fortsetzung)

Tab. 5.1 (Fortsetzung)

Deutscher Name	Wissenschaftlicher Name	Pflanzenteil	Familie	Wirkstoff
Pastinak	Pastinaca sativa	alle Teile	Apiaceae	Furanocumarin
Sadebaum	Juniperus sabinum	alle Teile	Cupressaceae	ätherische Öle/ Monoterpene
Schöllkraut	Chelidonium majus	Milchsaft	Papaveraceae	Karotinoide/ Alkaloide
Schweigohr	Dieffenbachia spec.	alle Teile	Araceae	Kalziumoxalat je nach Sorte
Seidelbast	Daphne spec.	alle Teile außer Fruchtfleisch	Thymelaeaceae	Diterpene
Strahlenaralie	Schefflera spec.	Blätter/Stängel	Araliaceae	Oxalate/Saponine
Weinraute	Ruta graveolens	alle Teile	Rutaceae	Furanocumarin
Wolfsmilch	Euphorbia spec.	Milchsaft	Euphorbiaceae	Diterpenester/ Triterpensaponine
Zaunrübe	Bryonia spec.	Wurzeln/Saft	Cucurbitaceae	Cucurbitacine
Zimmerkalla	Zantedescia spec.	alle Teile	Araceae	Kalziumoxalat je nach Sorte

Die verschiedenen Wirkstoffgruppen sind jeweils den Pflanzennamen zugeordnet. Als charakteristische Vertreter für phototoxische Pflanzen werden Bärenklau und Weinraute ausführlicher beschrieben.

5.4.1 Phototoxische Pflanzen

Die in vielen Pflanzen enthaltenen Furanocumarine reagieren auf Licht- bzw. Sonneneinstrahlung und sind Auslöser der sogenannten „Wiesengräserdermatitis". Charakteristisch ist, dass deren Reizwirkungen bei Sonneneinstrahlung verstärkt werden. Erhöhte Luftfeuchtigkeit intensiviert die Wirkung zusätzlich.

Herkulesstaude, Bärenklau/Heracleum species Die Konzentration der schädlichen Inhaltsstoffe ist je nach Bärenklau-Art unterschiedlich. In den Früchten von Heracleum mantegazzianum ist sie am höchsten, in den Blättern erreicht die Konzentration im Frühsommer den Höhepunkt (Abb. 5.8). Auch die Wurzeln und der Stängel enthalten fotosensibilisierende Substanzen. Durch Kontakt mit austretendem Stängelsaft oder durch Berührung der Pflanze kommt es zu außerordentlich starken Hautreaktionen: Juckreiz, Rötung, Schwellung, Blasenbildung wie bei Verbrennungen (Abb. 5.9), auch Fieber und Kreislaufbeschwerden können hinzukommen. Die Heilung kann sich lange hinziehen und teilweise bleiben Verfärbungen und Narben zurück.

> Gefahr besteht auch noch, wenn der Stängel bereits getrocknet ist und Kinder ihn zum Beispiel als Blasrohr beim Spielen verwenden.

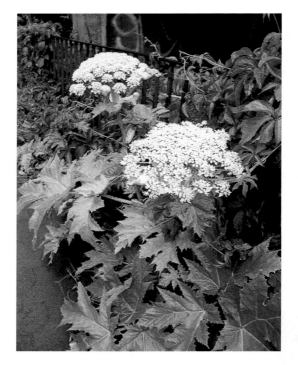

Abb. 5.8 Herkulesstaude, Bärenklau/Heracleum species

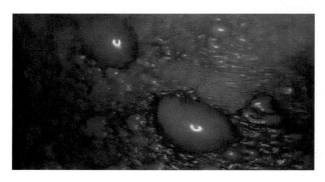

Abb. 5.9 Hautreaktion nach Kontakt mit Bärenklau

Weinraute/Ruta graveolens Furanocumarine sind in der Weinraute zum großen Teil auf der Blattoberfläche abgelagert. Der Wirkungsmechanismus ist derselbe wie beim Bärenklau, auch hier ist Konzentration bei den verschiedenen Arten unterschiedlich (Abb. 5.10).

Hautverletzungen nach Kontakt mit einer phototoxischen Pflanze sollten Sie wie eine Verbrennung behandeln: Kühlen Sie die betroffene Stelle mit Leitungswasser, jedoch nicht länger als 15 Minuten. Eis sollten Sie nicht auflegen. Suchen Sie bei nächster Gelegenheit mit dem Kind einen Hautarzt auf.

> **Merke:** In jedem Fall die Hautpartien längere Zeit vor Licht schützen.

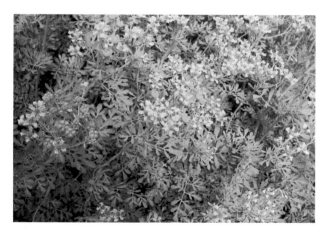

Abb. 5.10 Weinraute/Ruta graveolens

6

Pflanzenlisten

Bei einigen, relativ häufig vorkommenden Pflanzen kann jedoch bereits der Verzehr geringer Mengen gefährlich werden. Diese sind in der Tab. 6.1 mit der Gefährdungsstufe „mittel" (gelb) oder „erheblich" (rot) beziehungsweise mit einem speziellen Zusatz gekennzeichnet.

Außerdem wird auf die in Kap. 5 dargestellten Wirkungsunterschiede einzelner Pflanzenteile oder deren Zustandsform in der Tabelle hingewiesen, z. B. bei Früchten (unreif, roh oder gekocht, Schale der Frucht oder zerbissene Samen).

© Springer-Verlag Berlin Heidelberg 2017
I. Ritter-Weilemann und L.S. Weilemann, *Elternratgeber Gift im Garten,* DOI 10.1007/978-3-662-50337-9_6

Tab. 6.1 Häufig vorkommende, nicht zum Verzehr geeignete Pflanzen (die Eingruppierung der Pflanzen erfolgt nach unseren praktischen Erfahrungen und Auswertungen in: keine - geringe - mäßige - mittlere - erhebliche Gefährdung)

Ahorn-Arten	Acer spec.		keine–gering/Acer rubrum: mäßig
Alpenveilchen	Cyclamen spec.		keine–gering (Blatt-Blüte)/ Zwiebel: mäßig - mittel
Anemome (Buschwindrös-chen)	Anemone nemorosa		keine-mäßig bei kleine Mengen/ lt. Literatur bei großen Mengen: mittel
Anthurie	Anthurium spec.		keine-gering (je nach Sorte)
Aronstab	Arum spec.		gering-mittel
Bärenklau	Heracleum spec.		erheblich
Berberitze	Berberis spec.		keine-gering
Besenginster	Cytisus sco-parius (Sarothamnus scop.)		gering-mittel bei kl. Mengen/ Lebensgefahr bei Fehlanwendung
Bilsenkraut	Hyoscyamus niger		erheblich
Birke	Betula spec.		keine-gering
Birkenfeige	Ficus benjamini		keine-gering

(Fortsetzung)

Tab. 6.1 (Fortsetzung)

Blasenkirsche	Physalis spec.		keine-mäßig (unreif)
Blauregen	Wisteria sinensis		mäßig-mittel
Blutpflaume	Prunus cerasifera		keine-gering
Bohne	Phaseolus spec.		mittel (roh)
Bocksdorn	Lycium barbarum		keine-gering
Buchsbaum	Buxus sempervirens		mäßig-mittel
Chinesischer Roseneibisch	Hibiscus rosa-sinensis		keine-gering
Christrose	Helleborus niger		erheblich
Deutzie	Deutzia spec.		keine-gering
Dickblatt	Crassula spec.		keine-gering
Dieffenbachie	Dieffenbachia spec.		keine-mäßig (je nach Sorte)
Eberesche	Sorbus aucuparia		keine-gering (roh)
Efeu	Hedera helix		gering bei kleinen Mengen/ lt. Literatur bei großen Mengen: mittel-erheblich

(Fortsetzung)

Tab. 6.1 (Fortsetzung)

Efeutute	Epipremnum aureum		keine-gering/lt. Literatur: mäßig (je nach Sorte)
Eibe	Taxus baccata		mäßig-erheblich(Samen + grüne Teile)/ roter Samenmantel: keine
Einblatt	Spathiphyllum spec.		gering-mittel
Eisenhut	Aconitum spec.		erheblich
Engelstrompete	Brugmansia spec. (Datura suaveolens)		erheblich
Erle	Alnus spec.		keine-gering
Falscher Jasmin	Philadelphus spec.		keine-gering
Faulbaum	Rhamnus frangula		mäßig-mittel
Felsenbirne	Amelanchier spec.		keine-gering
Feuerdorn	Pyracantha coccinea		keine-gering
Fingerhut	Digitalis spec.		gering bei kleinen Mengen/ Lebensgefahr bei Fehlanwendung
Flieder	Syringa spec.		keine-gering

(Fortsetzung)

Tab. 6.1 (Fortsetzung)

Forsythie	Forsythia spec.		keine-gering
Fuchsie	Fuchsia spec.		keine-gering
Gänseblümchen	Bellis perennis		keine-gering
Geranie	Geranium spec.		keine-gering
Giftsumach	Toxicodendron spec.		erheblich
Goldregen	Laburnum spec.		erheblich
Grünlilie	Chlorophytum comosum		keine-gering
Gummibaum	Ficus spec.		keine-gering (je nach Sorte)
Hartriegel-Arten	Cornus spec.		keine-gering/lt. Literatur: mäßig (je nach Sorte)
Heckenkirsche	Lonicera spec.		keine-mäßig
Herbstzeitlose	Colchicum autumnale		gering-mittel bei kleinen Mengen/ Lebensgefahr bei Fehlanwendung
Hibiskus	Hibiscus spec.		keine-gering
Holunder	Sambucus spec.		keine-mittel (roh)

(Fortsetzung)

Tab. 6.1 (Fortsetzung)

Hundspetersilie	Aethusa cynapium		erheblich
Kartoffel	Solanum tuberosum		keine-mäßig (Beeren, Keime, grüne Teile)
Kermesbeere	Phytolacca spec.		keine-mäßig
Kerrie	Kerria japonica		keine-gering
Kirschlorbeer	Prunus laurocerasus		keine-gering/lt. Literatur große Mengen/Samen: mäßig-mittel
Kirschpflaume	Prunus cerasifera		keine-gering
Korallenbäumchen	Solanum pseudocapsicum		keine-gering
Kornelkirsche	Cornus mas		keine-gering
Lampionblume	Physalis spec.		keine-mäßig (unreif)
Lebensbaum	Thuja spec.		keine-mäßig bei kleinen Mengen/ Lebensgefahr bei Fehlanwendung
Lerchensporn	Corydalis spec.		erheblich
Liguster	Ligustrum spec.		keine-gering
Löwenzahn	Taraxacum officinale		gering-mäßig (Milchsaft)

(Fortsetzung)

Tab. 6.1 (Fortsetzung)

Lupine	Lupinus spec.		mäßig-mittel
Märzenbecher	Leucojum vernum		gering-mittel
Mahonie	Mahonia aquifolium		keine-gering
Maiglöckchen	Convallaria majalis		gering bei kleinen Mengen/ Lebensgefahr bei Fehlanwendung
Mistel	Viscum album		keine-gering
Nachtschatten, bittersüsser	Solanum dulcamara		gering-mittel (unreif)/lt. Literatur bei großen Mengen: erheblich
Nachtschatten, schwarzer	Solanum nigrum		gering-mittel (unreif)/lt. Literatur bei großen Mengen: erheblich
Narzisse (Osterglocke)	Narcissus spec.		gering (Blatt-Blüte)/Zwiebel: gering-mäßig
Oleander	Nerium oleander		gering bei kleinen Mengen/ Lebensgefahr bei Fehlanwendung
Pantoffelblume	Calceolaria spec.		keine-gering

(Fortsetzung)

Tab. 6.1 (Fortsetzung)

Passionsblume	Passiflora spec.	■	gering bei kleinen Mengen/ Lebensgefahr bei Fehlanwendung
Paternostererbse	Abrus precatorius	■	erheblich
Pelargonie	Pelargonium spec.	■	keine-gering
Pfaffenhütchen	Euonymus spec.	■	keine-mäßig (Samen)
Pfeifenstrauch	Philadelphus spec.	■	keine-gering
Rhododendron	Rhododendron spec.	■	mäßig-mittel
Rittersporn	Delphinium spec.	■	erheblich
Rizinus	Ricinus communis	■	erheblich
Robinie (Scheinakazie)	Robinia pseudoacacia	■	mäßig-mittel
Rosen-Arten	Rosa spec.	■	keine-gering
Roseneibisch	Hibiscus syriacus	■	keine-gering
Roßkastanie	Aesculus spec.	■	keine-mäßig
Rotdorn	Crataegus spec.	■	keine-gering
Sanddorn	Hippophae rhamnoides	■	keine-gering

(Fortsetzung)

Tab. 6.1 (Fortsetzung)

Schierling	Conium spec.		erheblich
Schlehe	Prunus spinosa		keine-gering
Schneeball	Viburnum spec.		keine-gering
Schneebeere	Symphoricarpos spec.		keine-mäßig
Schneeglöckchen	Galanthus nivalis		gering-mäßig
Seidelblast	Daphne spec.		gering-mäßig/lt. Literatur bei zerbissenen Samen mittel-erheblich
Schmerwurz	Tamus communis		gering-mittel
Sommerjasmin	Philadelphus spec.		keine-gering
Spierstrauch	Spiraea spec.		keine-gering
Stechapfel	Datura spec.		erheblich
Stechpalme	Ilex spec.		keine-mäßig
Stiefmütterchen	Viola tricolor		keine-gering
Sumpfcalla	Calla palustris		gering-mittel

(Fortsetzung)

Tab. 6.1 (Fortsetzung)

Tabak	Nicotiana tabacum	■	gering-mäßig bei kleinen Mengen/bei großen Mengen und Fehlanwendung: erheblich
Tollkirsche	Atropa belladonna	■	erheblich
Usambaraveilchen	Saintpaulia spec.	■	keine-gering
Veilchen	Viola spec.	■	keine-gering
Wacholder	Juniperus spec.	■	gering bei kleinen Mengen/ Lebensgefahr bei Fehlanwendung
Wachsblume	Hoya spec.	■	keine-gering
Wasserschierling	Cicuta virosa	■	erheblich
Weihnachtskaktus	Schlumbergera spec.	■	keine-gering
Weihnachtsstern	Euphorbia pulcherrima	■	keine-mäßig
Weißdorn	Crataegus spec.	■	keine-gering
Wilder Wein	Parthenocissus spec.	■	keine-gering
Wolfsmilch	Euphorbia spec.	■	keine-mäßig

(Fortsetzung)

Tab. 6.1 (Fortsetzung)

Zaunrübe	Bryonia spec.		gering bei kleinen Mengen/lt. Literatur bei großen Mengen: mittel
Zierjohannis-beere-Arten	Ribes spec.		keine-gering
Zierkirsche	Prunus serrulata		keine-gering
Zierquitte	Chaenomeles spec.		keine-gering
Zwergmispel	Cotoneaster spec.		keine-gering/lt. Literatur je nach Menge und Sorte: mäßig

6.1 Welche Bepflanzungen sind an Orten, an denen Kinder spielen, empfehlenswert?

Wenn Kinder in der Umgebung spielen, sollten in keinem Fall Pflanzen verwendet werden, deren Teile (speziell Früchte) bei Genuss zu ernsteren Beschwerden führen können. Weiterhin sollten alle Pflanzen vermieden werden, die bereits bei Kontakt Haut- oder Schleimhautreaktionen verursachen.

Auf öffentlich zugänglichen Spielplätzen, wo sich Kinder auch *ohne* Aufsicht möglichst gefahrlos bewegen sollen, muss daher ein höherer Sicherheitsstandard gewährleistet sein, als an beaufsichtigten Orten. Bei Kindergärten und

Schulen ist wenn möglich einzuplanen, dass zum Beispiel Kräuter oder spezielle Früchte im Wachstum beobachtet und später in der Küche (frisch: Erdbeeren, gekocht: Marmelade, Sirup) oder zum Basteln (Kastanien) genutzt werden können. Hier sollte erstens die fachkundliche Anleitung gegeben sein und zweitens auf eine Abschätzung des Risikos, das von den Pflanzen ausgeht, je nach Alter der Kinder geachtet werden. Auf keinen Fall dürfen Pflanzen, deren Bestandteile bei Kontakt giftig sein können, zum Basteln verwendet werden, zum Beispiel Paternostererbsen (Abrus precatorius), die zu Schmuckketten verarbeitet werden, oder Blasrohre aus Hohlstengeln des Bärenklau (Heracleum species).

Das Alter der Kinder spielt nicht nur wegen der aufgenommenen Menge und somit der Giftkonzentration und Wirkung eine wichtige Rolle, sondern auch im Hinblick auf die Ursache und Motivation. Kleinere Kinder probieren aus Neugier unbeabsichtigt Pflanzenteile, die gefährlich werden können. Ältere Kinder und Jugendliche nehmen auch bewusst oder als Mutprobe in der Gruppe Pflanzen zu sich, weil sie von ihnen z. B. drogenähnliche Auswirkungen erwarten.

Die folgende Pflanzenliste beinhaltet eine Auswahl aus der Gesamtliste „kinderfreundlicher" Pflanzen Tab. 6.2.

Tab. 6.2 „Kinderfreundliche" Pflanzen

Deutscher Name	wissenschaftlicher Name	zu beachten
Berberitze	Berberis spec.	Dornen
Birke	Betula spec.	
Blutpflaume/Kirschpflaume	Prunus cerasifera	Kerne/Samen (Abschn. 5.1 Rosengewächse)
Deutzie	Deutzia spec.	
Ehrenpreis	Veronica spec.	
Eingriffeliger Weißdorn	Crataegus monogyna	Dornen
Erle	Alnus spec.	
Feldahorn	Acer campestris	
Felsenbirne	Amelanchier spec.	Kerne/Samen (Abschn. 5.1 Rosengewächse)
Fingerstrauch	Potentilla spec.	
Fleißiges Lieschen	Impatiens spec.	
Flieder	Syringa vulgaris	
Forsythie	Forsythia spec.	
Frauenmantel	Alchemilla spec.	
Gänseblümchen	Bellis perennis	
Glockenblume	Campanula spec.	
Goldröschen/Ranunkelstrauch	Kerria japonica	Kerne/Samen (Abschn. 5.1 Rosengewächse)
Grünlilie	Chlorophytum comosum	
Hainbuche	Carpinus betulus	
Haselnuss	Corylus avellana	
Kapuzinerkresse	Tropaeolum spec.	

(Fortsetzung)

Tab. 6.2 (Fortsetzung)

Deutscher Name	wissenschaftlicher Name	zu beachten
Kolkwitzie	Kolkwitzia amabilis	
Kornelkirsche	Cornus mas	
Lavendel	Lavendula latifolia	
Linde	Tilia spec.	
Majoran, wilder	Origanum vulgare	
Malven	Malva spec.	
Mandelbäumchen	Prunus triloba	Kerne/Samen (Abschn. 5.1 Rosengewächse)
Mehlbeere	Sorbus aria	
Melisse	Melissa spec.	
Mispel	Mespilus germanica	Kerne/Samen (Kap. 5.1 Rosengewächse)
Nelken	Dianthus spec.	
Pfefferminze	Mentha x piperita	
Pfeifenstrauch/Sommerjasmin	Philadelphus spec.	
Ringelblume	Calendula officinalis	
Rosen-Arten	Rosa spec.	Dornen
Roseneibisch	Hibiscus syriacus	
Rosmarin	Rosmarinus officinalis	
Salbei	Salvia spec.	
Sanddorn	Hippophae rhamnoides	Dornen
Schlehe	Prunus spinosa	Dornen/Kerne/Samen (Abschn. 5.1 Rosengewächse)

(Fortsetzung)

Tab. 6.2 (Fortsetzung)

Deutscher Name	wissenschaftlicher Name	zu beachten
Schnittlauch	Allium schoenoprasum	
Schönmalve	Abutilon spec.	
Spierstrauch	Spiraea spec.	
Steinkraut	Alyssum spec.	
Stockrose	Althaea spec.	
Thymian	Thymus vulgaris	
Usambaraveilchen	Saintpaulia spec.	
Veilchen	Viola spec.	
Vogelbeere	Sorbus aucuparia „Edulis"	Sorte „edulis" ist im Gegensatz zu den sonstigen Vogelbeer-Arten auch roh genießbar
Vogelkirsche	Prunus avium	Kerne/Samen (Abschn. 5.1 Rosengewächse)
Walderdbeere	Fragaria vesca	
Zaubernuss	Hamamelis spec.	
Zierapfel	Malus spec.	Kerne/Samen (Abschn. 5.1 Rosengewächse)
Zierjohannisbeere-Arten	Ribes spec.	
Zierkirsche	Prunus serrulata	Kerne/Samen (Abschn. 5.1 Rosengewächse)
Zierquitte	Chaenomeles japonica	Kerne/Samen Abschn. 5.1 Rosengewächse)
Zitronenmelisse	Melissa officinalis	
Zweigriffeliger Weißdorn	Crataegus oxyacantha	Dornen

Giftzentren: deutschsprachig

Berlin

Giftnotruf Berlin. Beratungsstelle für Vergiftungserscheinungen.
Tel. 030-19240 http://giftnotruf.charite.de/

Bonn

Informationszentrale gegen Vergiftungen. Zentrum für Kinderheilkunde.
Tel. 0228-19240 http://gizbonn.de/

Erfurt

Gemeinsames Giftinformationszentrum. Mecklenburg-Vorpommern, Sachsen, Sachsen-Anhalt, Thüringen.
Tel. 0361-730730 http://www.ggiz-erfurt.de

© Springer-Verlag Berlin Heidelberg 2017
I. Ritter-Weilemann und L.S. Weilemann, *Elternratgeber Gift im Garten,* DOI 10.1007/978-3-662-50337-9

Freiburg
Vergiftungs-Informations-Zentrale Freiburg
Zentrum für Kinderheilkunde und Jugendmedizin
Universitätsklinikum Freiburg
Tel. 0761-19240 http://www.uniklinik-freiburg.de/giftberatung/live/index.html

Göttingen
Giftinformationszentrum Nord. Bremen, Hamburg, Niedersachsen, Schleswig-Holstein. Zentrum für Toxikologie.
Tel. 0551-19240 http://www.giz-nord.de

Homburg
Informations- und Behandlungszentrum für Vergiftungen des Saarlandes
Universitätsklinikum des Saarlandes und Medizinische Fakultät der Universität des Saarlandes
Tel. 06841-19240 http://www.uniklinikum-saarland.de/de/einrichtungen/kliniken_institute/kinder-und-jugendmedizin/informations-und-behandlungszentrum-fuer-vergiftungen-des-saarlandes

Mainz
Beratungsstelle bei Vergiftungen. Universität Mainz.
Tel. 06131-19240 http://www.giftinfo.uni-mainz.de/

München
Giftnotruf München. Toxikologische Abteilung der II. Med. Klinik.
Tel. 089-19240 http://www.toxinfo.med.tum.de

Wien

Gesundheit Österreich GmbH (GÖG)
Vergiftungsinformationszentrale
Tel. 0043-1-4066898 http://www.goeg.at/de/viz

Zürich

Tox Info Suisse
Tel. 0041-44-251-5151 http://toxinfo.ch/startseite_de

Stichwortverzeichnis

© Springer-Verlag Berlin Heidelberg 2017
I. Ritter-Weilemann und L.S. Weilemann, *Elternratgeber
Gift im Garten,* DOI 10.1007/978-3-662-50337-9

Printed in the United States
By Bookmasters